EL ALFABETO DE LOS AFECTOS

MARIOLINA CERIOTTI MIGLIARESE

EL ALFABETO
DE LOS AFECTOS

EDICIONES RIALP
MADRID

Título original: *L'Alfabeto degli Affetti*

© 2021 *by* Edizioni Ares
© 2024 de la edición traducida por ELENA ÁLVAREZ
by EDICIONES RIALP, S. A.,
Manuel Uribe 13-15 - 28033 Madrid
(www.rialp.com)

Preimpresión: produccioneditorial.com

ISBN (versión impresa): 978-84-321-6845-1
ISBN (versión digital): 978-84-321-6203-9
Depósito legal: M-16028-2024
Impreso en Anzos, S. L., Fuenlabrada (Madrid)

ÍNDICE

INTRODUCCIÓN 11

1. VOLVER A DESCUBRIR LA TERNURA...................... 15

2. LAS INSIDIAS DEL MAL HUMOR............................ 18

3. EL VENENO DE LA ENVIDIA 21

4. LA EDAD DE LA ANSIEDAD................................. 24

5. LA VERDADERA LIBERTAD 27

6. REDESCUBRIR LA GRATITUD................................ 30

7. TOCAR EL CORAZÓN DEL OTRO........................... 33

8. LA JUSTA DISTANCIA....................................... 36

9. ERÓTICA Y MATERNA 39

10. LOS PREJUICIOS DEL RECUERDO........................... 42

11. LA POSIBILIDAD DEL BIEN 45

12. UNA SOLA CARNE.. 48

13. NO SOLO POR LOS HIJOS 51

14. ORIENTAR LAS EMOCIONES 54

15. DEJAR MARCHAR A LOS HIJOS 57

16. HERMANOS 60

17. LA NORMALIDAD DE LA IMPERFECCIÓN 63

18. EL AMOR PACIENTE 66

19. CUANDO SE CASA UN HIJO.................................. 69

20. LA MIRADA «RECÍPROCA» 72

21. LA SABIDURÍA DEL TIEMPO 75

22. ¿QUÉ ES UN MATRIMONIO?.................................. 78

23. MUJERES. EL PODER DE LAS PALABRAS................. 81

24. AMOR COMO NECESIDAD 85

25. VARÓN Y MUJER LOS CREÓ.................................. 88

26. ¿AUTÉNTICO O ESPONTÁNEO? 91

27. EL LABORATORIO DE LA INTIMIDAD..................... 94

28. POR QUÉ LA RESPONSABILIDAD ES ANTIPÁTICA 98

29. EL PLACER DE LA DIFERENCIA 102

30. EL LÍMITE COMO RECURSO 105

31. ¿QUÉ ES UNA MUJER? 108

32. EL VALOR DE LA PRESENCIA 111

33. PARA LEVANTARSE POR LA MAÑANA 114

34. ¿RITO O ENCUENTRO? 118

35. EL ENGAÑO DE LA PORNOGRAFÍA 121

36. LA SINTONIZACIÓN «PRIMARIA» 124

37. CON-TACTO 127

38. SABER CUSTODIAR 130

39. RELACIONES ASIMÉTRICAS 134

40. UNA PERSONA BUENA 137

41. CATÓLICOS Y PSICOLOGÍA 140

42. EL PODER DE LA ESCRITURA 143

43. MATERNIDAD 146

INTRODUCCIÓN

LAS PROPIAS EMOCIONES no son evidentes, ni en su conocimiento ni en su definición. Para conocerlas, es necesario saber mirar dentro de uno mismo, pero también tener un lenguaje que nos permita poner en palabras lo que sentimos. El trabajo de psicoterapeuta me pone continuamente por delante el desafío de acompañar a las personas cuando miran dentro de sí mismas, cuando se cuentan, cuando reelaboran su propia historia en una narración nueva y compartida, rica en significados.

Por eso, contar con una firma en un gran diario, como es *Avvenire*[1], me ha dado una oportunidad espléndida. Me ha permitido compartir mi pasión por el lenguaje introspectivo, útil para afinar la lectura del

---

[1] Este libro reúne los artículos publicados en el diario *Avvenire*, bajo la firma «L'alfabeto degli affetti» desde el 6 de diciembre de 2018 al 8 de octubre de 2020.

mundo de los placeres que nacen de nuestra experiencia cotidiana.

De acuerdo con mi editor, he decidido recopilar estas intervenciones en un pequeño libro, para que, en lugar de dispersarse, puedan servir como ayuda y orientación en estos tiempos difíciles. Vivimos un tiempo en que el enemigo más insidioso parece ser el aburrimiento: un sentimiento insoportable de vacío, al que necesitamos anular con una respuesta rápida y decidida. Pero ese aburrimiento también es una ausencia de esas emociones que nos aseguran que estamos vivos.

Las sensaciones y las emociones están en el centro de nuestros intereses: notar sensaciones y emociones, intensas y continuamente renovadas, se ha convertido en un objetivo primario, un fin en sí mismo. Un botón de muestra es el infinito catálogo de publicidades que recurren a ellas. Cada vez más, medimos el interés de un evento o el valor de una relación por la temperatura emotiva que los acompaña: solo estamos seguros de que amamos a alguien cuando nos «sentimos» enamorados, y una relación termina cuando deja de regalarnos las emociones que esperábamos. Una relación es positiva si hace latir nuestro corazón, negativa si se queda demasiado tiempo en la zona gris de lo repetitivo y cotidiano. Lo que no es «emocionante» nos parece falto de autenticidad y valor.

¿Pero qué son las emociones?

Las emociones son un estado de la mente y del cuerpo, a la vez: todo lo que nos llega por los sentidos, nos «toca» de forma agradable o desagradable al teñirse con las emociones. Esto marca un punto de partida, tanto de las percepciones como de las ideas.

Las sensaciones y las emociones que les acompañan son, al principio, un medio y una guía. Tienen la función primordial de orientarnos ante la experiencia y ayudarnos a distinguir lo que produce seguridad y placer de lo que, por el contrario, es fuente de ansiedad, inseguridad o miedo.

Pero, por su propia naturaleza, las sensaciones y las emociones son inmediatas e inestables. Para que no se consuman como en una hoguera de paja, sino que puedan desempeñar la importante función que tienen en cuanto orientadoras de la experiencia, es necesario desarrollar un lenguaje que les dé dignificado.

Por su estructura más lenta y reflexiva, el lenguaje es lo único que nos permite distinguir las emociones, hacerlas propias, atribuirles significados, y orientarlas a las relaciones. El lenguaje es el único ámbito capaz de dar verdadera profundidad a nuestra experiencia emotiva y solo gracias a él podemos compartirla.

Sin un lenguaje que las acompañe, que las traslade desde la superficie a la profundidad del ser, las emociones se borran rápidamente, porque se vuelven presa de una voracidad que nos deja constantemente hambrientos. Es como empacharnos sin nutrirnos: tomamos un alimento que atrae a nuestros sentidos, pero no nos alimenta, y eso no satisface ni a la mente ni al corazón. Se trata de una especie de suplicio de Tántalo disfrazado de placer: ese placer que es un fin en sí mismo y por el cual nuestros jóvenes se pierden, con demasiada frecuencia, en unas sustancias que les prometen paraísos artificiales.

Por eso es totalmente necesario recomenzar a partir de un «alfabeto de los afectos». Necesitamos encontrar palabras que nos ayuden a entender las emociones, a interpretarlas en nosotros mismos y en los demás, a darles valor y compartirlas. En efecto, las emociones, aunque sean intensas, nos dejan dramáticamente solos cuando no sabemos utilizarlas. La opción de aumentar su intensidad progresivamente no va a servir para sanar nuestra soledad.

El lenguaje de los emoticonos, aunque sea atractivo, tampoco puede ser suficiente. El mundo interior es una realidad compleja y dominante, a la que solo podemos dar voz si afinamos nuestro lenguaje. En este sentido, el breve espacio que presta una columna me ha exigido buscar las palabras con precisión: un ejercicio de sobriedad, que hace recortar, pulir, eliminar lo superfluo, para dejar que salgan a la luz, como en un prisma, los múltiples matices de la experiencia.

1.
VOLVER A DESCUBRIR LA TERNURA

QUISIERA EMPEZAR ESTE alfabeto de los afectos haciendo justicia a la palabra «ternura». A primera vista, se la suele reducir a un sentimiento dulzón y pastoso. Designa, en cambio, un sentimiento más complejo y también más importante de lo que puede parecer.

Existe, en primer lugar, una ternura «fácil». Es aquel sentimiento dulce y natural que despierta en nosotros todo lo que nos parece muy valioso y al mismo tiempo vulnerable, vivo y nuevo. Es la ternura hacia el niño, a su estado de integridad y de gracia: el niño está indefenso, necesitado, y nos es confiado. Tiene la belleza de las cosas nuevas, que nos parecen todo lo alejadas de la muerte que sea posible. Al igual que hacia el niño, sentimos ternura hacia la mayoría de los demás cachorros, en su condición de inocencia y belleza, que despiertan en nosotros una especie de estupor y solicitud. Precisamente la ternura nos impulsa a proteger, a preservar y a

15

cuidar la vida indefensa, dándole el tiempo que necesita para crecer, protegida a la sombra de nuestro cuidado.

La ternura sirve como una puerta que da paso a todas las relaciones valiosas, y puede ayudarnos a intuir la distancia «justa» que es necesario mantener en los gestos, en las palabras, en las miradas. Esa distancia «de respeto» que permite que el otro se sienta amado, sin verse fagocitado o anulado por nuestro amor. En este sentido, la ternura tiene una función decisiva en las relaciones de amor y en el sexo, porque su presencia nos permite percibir el alto valor del otro en su desnudez: permite que miremos sin desvelar, que escuchemos sin aprovecharnos de la confidencia. Nos sirve de guía para tener una mirada capaz de aplicar el remedio a la fragilidad inevitable de quien se entrega desnudo e inerme. La pasión quiere apropiarse del objeto, como un fuego que lo consume: solo la ternura permite preservarlo. También nos hace capaces de mantener, si es necesario, un silencio «bueno», «habitado»; nos capacita para integrar con benevolencia la imperfección y el límite que se nos desvelan.

El sexo sin ternura se vuelve más áspero, se convierte en una apropiación y puede contaminarse con elementos pornográficos. También el amor a los niños, sin una ternura que es respeto, se corrompe, y muestra ese lado inquietante que los diarios nos devuelven con noticias cada vez más frecuentes de maltratos y abusos.

Pero existe otro capítulo digno de reflexión. En nuestra cultura también la vulnerabilidad del anciano, del enfermo y del discapacitado han tenido durante siglos derecho a la ternura, porque se les ha asociado una idea de valor. El cristianismo nos ha enseñado que el

16

rostro del hombre siempre es reflejo del rostro de Dios, y que lo refleja todavía más cuando es un rostro herido, humillado por la vejez o por la enfermedad, porque el nuestro es el Dios de Jesucristo, que murió humillado en una cruz. Nada es más valioso que su cuerpo herido, y nada es más vulnerable. Nada merece igual ternura. La fuerza de esta ternura hacia Él ha hecho posibles otras ternuras, capaces de superar el malestar hacia la muerte cercana, que sugieren la vejez y la enfermedad. Todo lo relacionado con la muerte despierta en el ser humano actitudes de defensa y negación, y nos lleva a desviar la mirada y alejarnos apresuradamente; solo cuando se mira más allá de la apariencia somos capaces de no huir: el cristianismo, que mira más allá de lo aparente, ha podido enseñar a los hombres la ternura posible en cualquier condición o momento de la vida, porque nos ha enseñado que todos, sin distinción y siempre, somos vulnerables pero infinitamente valiosos a los ojos de Dios.

Es esta una ternura que puede ampliarse a todo lo que es humano, por el mismo hecho de ser humano; una ternura que, por desgracia, está desapareciendo y por la que todos sentimos una profunda nostalgia.

2.
LAS INSIDIAS DEL MAL HUMOR

EL ÚLTIMO INFORME DEL CENSIS[1] muestra un país desconfiado, envilecido y egoísta; podríamos decir que saca a la luz el cuadro de un país donde se respira un aire de «mal humor».

En el plano psicológico, el humor es la coloración de fondo que acompaña nuestros días y hace que sea más o menos agradable afrontarlos. Cuando prevalece el mal humor, se superpone como un velo desagradable entre nosotros y nuestra experiencia. Es como un ruido de fondo molesto que altera la percepción y nos vuelve irritables, hostiles y nos predispone al conflicto. La

---

[1] El Centro Studi Investimenti Sociali (CENSIS) es un instituto de investigación socioeconómica, fundado en 1964, que colabora con instituciones públicas y privadas de Italia y de la Unión Europea. Publica anualmente un *Informe sobre la situación social del país* que está reconocido como el informe de referencia para el análisis de la situación social, económica y cultural de Italia (NdT).

palabra «humor» ha encontrado su primera aplicación en la medicina hipocrática, que afirma que la salud del cuerpo depende del equilibrio entre los diferentes líquidos que lo gobiernan: el lenguaje, entonces, revela una continuidad de significado entre la experiencia del cuerpo y la de la psique, que nos conduce a interpretar el malhumor como una situación de desequilibrio.

Un malhumor tan difundido y crónico como el que respiramos hoy suscita, por tanto, la pregunta sobre cuál es el desequilibrio crónico con el que estamos viviendo. La respuesta no es unívoca. Creo que este desequilibrio tiene varias raíces. Aquí quiero destacar una en concreto: la continua discrepancia entre lo que se nos promete y lo que logramos obtener en realidad.

El mundo en que nos encontramos nos promete desde niños unas satisfacciones hiperbólicas: satisfacciones increíbles de los sentidos, con experiencias de placer insospechadas y arrolladoras; satisfacciones increíbles en la vida sentimental, que nos hará conocer un amor capaz de colmar cualquier deseo; satisfacciones en la vida social, con una visibilidad altamente gratificante y al alcance de todos. Y se nos dice, desde niños, que somos especiales: por tanto, merecemos esa fortuna que se nos promete.

Todo induce en nosotros la actitud de un crédito. Estamos en permanente crédito con la vida: quien ha nacido en un ambiente afortunado, pretende la respuesta justa a su ser «especial»; quien ha nacido en un ambiente desafortunado, pretende una compensación que le haga partícipe del gran banquete prometido.

Sobre estas premisas, la vida necesariamente resulta decepcionante: con sus esfuerzos, sus sombras, su necesidad de paciencia y de espera, la vida nos resulta totalmente insatisfactoria y no estamos en condiciones de apreciar las verdaderas alegrías que nos regala continuamente. Estamos en una constante espera de la cosa «especial», extra-ordinaria, super-excitante, super-satisfactoria. Estamos a la espera de una autorrealización que no sabemos bien qué es.

Aparece entonces el mal humor, que sigue a todas las contrariedades grandes y pequeñas que presenta cada jornada: el tráfico, el vecino antipático, la mujer (el marido) que envejece, la salud que se tambalea, las mil preocupaciones molestas de la cotidianidad. ¿Dónde está, para nosotros (para mí, para ti) aquel amor especial y arrollador, dónde está aquella sensación «que nunca habías sentido antes», aquel éxito que te va a cambiar la vida y que parece que debe estar al alcance de la mano? ¿Por qué parece que todo esto está tan cerca, pero siempre tiene que ver con otro? Es como si se nos preparase continuamente para algo que nunca ocurre. Vamos cargados de expectativas sobre nosotros mismos y sobre el mundo, pero inútilmente. La vida transcurre como una promesa que no se realiza, y que nos deja permanentemente insatisfechos porque estamos alejados de nuestra verdadera naturaleza: de nuestros sentidos, que pierden la capacidad de vibrar con cada experiencia; del hoy, porque esperamos constantemente un mañana hipotético; de la capacidad concreta de generar vida y proyectos, porque no estamos seguros de que vayan a ser tan especiales como quisiéramos.

Con estas condiciones, la vida implosiona, y provoca un estancamiento, y con él una sensación crónica de malhumor: la vida que se estanca provoca, en efecto, un malestar que afecta simultáneamente a la mente y al cuerpo, que están conectados de forma inescindible en la naturaleza humana.

3.
EL VENENO DE LA ENVIDIA

HABLAR MAL DE LOS DEMÁS (la mal-dicencia) no es una práctica nueva, sin duda. Pero el uso de las redes sociales como lugar para criticar, denigrar, difamar o insultar ha hecho que esta mala costumbre adquiera una dimensión devastadora. Eso que se decía en secreto o se susurraba al oído, hoy en día se multiplica de forma exponencial y dramática, con un agravante añadido: la posibilidad del anonimato y la distancia física del otro hacen menos evidente la percepción clara de la responsabilidad personal. ¿Pero qué nos empuja a dañar a otra persona al hablar mal de ella?

La maledicencia es fruto de una emoción muy difundida y también muy incomprendida, que actúa de forma subliminal en nuestra vida y crea dificultades importantes en las relaciones personales y sociales. Me refiero a la «envidia», un sentimiento que solo raramente admitimos, porque se considera sinónimo de mezquindad y maldad de ánimo. Pero, como todas las emociones, el sentimiento de envidia tampoco es bueno o malo en su origen. Se trata de un movimiento doloroso de la sensibilidad personal, que hace daño cuando ignoramos o minusvaloramos su fuerza; cuando, incapaces de llamarlo por su nombre y de afrontarlo, lo secundamos a escondidas y lo cultivamos en el corazón, tal vez escondiéndolo ante nosotros mismos bajo nombres más presentables, legítimos e incluso virtuosos, como, por ejemplo, la indignación por lo que nos parece injusto.

Al igual que con todos los sentimientos «negativos» —que, con frecuencia, son inevitables—, el único camino para integrar la envidia en nuestra personalidad es la comprensión y aceptación. Solo por ella podremos comprobar de forma sana y eficaz sus efectos, y trabajar para extirpar, de un modo constructivo, lo que la alimenta. ¿Pero qué es la envidia?

La psicoanalista Melanie Klein, que ha dedicado una publicación importante a la envidia, la define como «un sentimiento de rabia porque otra persona posee algo que deseamos y goza de ese objeto». La envidia nace de una comparación entre lo que poseemos y lo que posee el otro: algo que nos parece muy deseable y que creemos que nos es negado injustamente. La envidia hace que sobrevaloremos la suerte del otro, al tiempo que alimenta la percepción de nuestra desgracia, por lo que hace que nos sintamos dolorosamente excluidos de un bien al que aspiramos.

Evidentemente, es una reacción muy infantil por nuestra parte. Pero la incapacidad de dominar esta dolorosa sensación de exclusión nos mueve a atacar al otro, a denigrarlo o ridiculizarlo, para destruir esas características que hacen que lo percibamos como injustamente más afortunado o apreciado que nosotros.

Además de la maledicencia y de la crítica injusta, una envidia no reconocida puede traer consigo otras muchas consecuencias negativas a nuestra vida cotidiana. Entre ellas, es importante identificar la incapacidad para alegrarse por el éxito y la fortuna de los demás. En este caso, se produce una especie de obstrucción de la respuesta emotiva: aunque tengamos las mejores intenciones, se nos hace imposible participar plenamente en la alegría de otra persona, aunque sea querida, y compartir sus éxitos. Experimentamos una especie de distancia desagradable que la sola voluntad no consigue anular, y que va asociada a una percepción de sí igualmente desagradable. Esa obstrucción emotiva y la sensación de distancia no son otra cosa que una defensa psíquica ante el dolor que provoca la envidia, sobre todo cuando nuestra parte más adulta y consciente la desaprueba, y querría sinceramente poder disfrutar con el otro por sus éxitos.

También en este caso, va a ser la consciencia de nuestras emociones, y no su remoción, el factor que permita el cambio y pueda abrir camino a una verdadera maduración personal.

4.
LA EDAD DE LA ANSIEDAD

HACE UN TIEMPO, EL SUPLEMENTO *Liberi tutti* del *Corriere della Sera* dedicaba un espacio al uso creciente de psicofármacos, al presentar la novela *Serotonina* de Michel Houellebecq, por entonces recién publicada. El protagonista de la novela trata su dificultad para ser feliz (no diagnosticada como depresión patológica, sino como malestar existencial) con el recurso masivo a antidepresivos, que logran al menos que pueda tolerar el difícil trascurso del tiempo.

El artículo abre una ventana a una realidad difundida e inquietante: la creciente dificultad que tienen los adultos para hacer frente a la ansiedad, a la tristeza y al dolor desarrollando recursos interiores y personales. El luto por una muerte o un abandono, la pérdida del trabajo, las contrariedades existenciales, generan sentimientos de ansiedad que frecuentemente se viven como intolerables. El recurso a las categorías del lenguaje especializado, indispensable cuando se utiliza correctamente, supone el riesgo de interpretar las demandas de ayuda solo desde la patología, que exige intervenciones especializadas. Entre estas, los psicofármacos representan un apoyo muy eficaz, porque logran moderar rápidamente las emociones y los sentimientos, y disminuyen su impacto; precisamente por eso, su uso puede suponer a veces un atajo peligroso en el afrontamiento de los problemas complejos de la existencia, que siempre incluyen las preguntas de sentido.

A partir de estas consideraciones, se presenta como aún más preocupante el aumento de demanda que llega a los departamentos de Neuropsiquiatría Infantil para tratar males relacionados con la ansiedad y depresión en niños y adolescentes. Estos se manifiestan en ataques de pánico, fobias escolares y sociales, trastornos del sueño y de la alimentación, que no raramente conducen al uso de psicofármacos. Es como si los adultos, cuando se han vuelto incapaces de dominar y moderar sus emociones, ya no estuvieran en condiciones de prestar a los niños el apoyo que ellos necesitan.

La criatura humana necesita una gestación prolongada: una gestación física, la de estar contenidos durante nueve meses en el cuerpo de la madre, pero también una larga y compleja gestación psíquica, que supone estar contenidos en la mente de adultos capaces de proteger, orientar y enseñar a interpretar la compleja realidad que nos rodea, graduando su intervención en función de la edad del niño. Los adultos llamados naturalmente a esta responsabilidad son, en primer lugar, el padre y la madre, pero con el curso del desarrollo, esta misión implica a toda la generación adulta: tanto las personas más cercanas al niño –parientes, profesores– como las más lejanas. Los hijos de una generación son, de alguna forma, hijos de todos los adultos que los acompañan en la vida, y gracias a esta «contención psíquica» –también cultural– el niño adquiere, entre otras, dos competencias decisivas: la de dar un sentido a las cosas y la de regular eficazmente sus emociones. Las adquiere de modo progresivo, si durante un tiempo suficiente los adultos asumen la responsabilidad de protegerlo. Esos adultos logran que su mundo sea un lugar seguro, saben calmarlo cuando está asustado, le protegen de los estímulos que crean demasiado miedo o demasiada excitación, le ayudan a esperar, le enseñan a tolerar un poco las frustraciones, pequeñas e inevitables, de la vida. Sobre todo, le hacen percibir que la vida tiene un sentido.

Pero los adultos solo pueden hacer esto si comprenden el valor y la importancia que tiene, y si le dan tanto valor como para poder dejar en segundo plano, si es necesario, algunas exigencias de satisfacción personal. Si no es así, los niños van a quedar al arbitrio de nuestras contradicciones, que les dejan expuestos a una ansiedad que no son capaces de gestionar ellos solos.

5.
LA VERDADERA LIBERTAD

PARA QUIENES EJERCEMOS la profesión de la psiquiatría o la psicoterapia, la necesidad de «entender» está en el centro de nuestro trabajo. Cada persona es un mundo, complejo y delicado, unido por múltiples hilos, a veces complicados, a la vida de los demás. Desde esta perspectiva, cualquier comportamiento, también cuando no se pueda compartir, puede hacerse comprensible si se interpreta en el marco de una historia que siempre es única y singular.

La experiencia nos enseña que quien trabaja sobre su propia historia encuentra siempre y necesariamente, entre sus dificultades, las relaciones y los comportamientos de los demás. Si no se presta atención a este aspecto, la responsabilidad sobre lo que somos y sobre nuestro comportamiento puede trasladarse inconscientemente fuera de nosotros: en primer lugar, identificamos a nuestro padre y a nuestra madre, con sus limitaciones, sus faltas de amor y sus errores, como el condicionante originario de nuestras penas y errores. Nuestros fallos e insuficiencias se hacen, entonces, además de comprensibles, también justificables, porque encuentran su origen en esa cadena infinita de responsabilidades que está fuera de nosotros. ¿Pero es verdad que todo lo que se puede entender, se puede justificar también?

Me temo que una difusión inexacta y superficial de algunos conceptos psicológicos complejos haya desembocado, poco a poco, en que el sentido común ponga en crisis el tema crucial de la «responsabilidad personal» en la vida, tanto familiar como social.

En la vida familiar, para los padres se ha vuelto difícil hacer entender a los hijos la necesidad de aprender a responder de sus propias acciones. En la actualidad, no es raro encontrar padres que siguen asumiendo la responsabilidad por los comportamientos de hijos ya mayores. Del mismo modo, es muy frecuente que los hijos culpen a los padres de sus propios fracasos o les atribuyan la responsabilidad por las distorsiones de su carácter. Eso se extiende a las relaciones entre iguales, como en la pareja: cuando tiene lugar una crisis, siempre es el otro quien ha fallado y toda la atención se concentra en sus faltas, que se convierten en la única causa y origen de nuestras «reacciones legítimas».

En el plano de los comportamientos sociales, este traslado de la responsabilidad fuera de uno mismo ya es un modelo muy difundido, que está en el origen de una praxis que sigue la lógica inexorable de la culpa: en toda discusión, en todo conflicto, en toda incomprensión, parece cada vez más importante encontrar un culpable, que nos evite enfrentarnos a la complejidad y nos exonere de la necesidad de cambiar.

Encontrar un culpable para lo que no funciona o nos hace sufrir supone, para la psique, un alivio inmediato. Combatir con el mal externo a nosotros es, sin duda, más fácil y menos doloroso que identificar nuestra implicación, algo que exigiría que asumamos la responsabilidad sobre nosotros mismos y nuestras acciones. Con todo, la verdadera libertad consiste precisamente en hacerse cargo de las propias responsabilidades y aprender a responder de las propias decisiones solamente ante uno mismo. Por eso, cuando venimos de una historia difícil, la libertad supone tomar las riendas de la situación hoy y tomar la decisión de dejar que el pasado se aleje, para vivir el presente de la mejor forma posible. Ante alguien que nos insulta, libertad es decidir, si queremos, que no vamos a responder con un insulto. Ante una enfermedad o un luto, libertad es elegir cómo seguir invirtiendo en la vida. Ante alguien que se equivoca, libertad es decidirnos a mantener la corrección y a no devolver mal por mal.

Si queremos, en cada momento de la vida se nos vuelve a dar esta libertad: la de corregir lo que hemos errado, dejar marchar lo que nos ha herido, olvidar los errores, gozar plenamente del presente. La condición es que renunciemos a cargar a los demás con nuestra responsabilidad.

6.
REDESCUBRIR LA GRATITUD

EN EL MUNDO DE LOS AFECTOS hay una palabra que marca la diferencia: descubrirla, comprenderla y vivirla puede cambiar la vida a mejor. Me refiero a la «gratitud»: es esa emoción que nos hace prestar atención a todas las cosas buenas que encontramos cada día, apreciarlas y valorarlas; gracias a ella comprendemos que son un don, sin darlas por descontadas. En una vida que suele estar ocupada en llevar la cuenta de las contrariedades y dificultades, la gratitud es una emoción muy valiosa, porque puede cambiar sustancialmente la percepción de nuestros días y nuestra relación con los demás. Pero la gratitud, sobre todo cuando se dirige a las personas cercanas, es fruto de una auténtica madurez personal, por lo que normalmente no bastan el pasar de los años y la acumulación de experiencia para que lleguemos a ser capaces de agradecer. La gratitud requiere una reflexión educativa, porque para ser agradecidos hace falta salir de la lógica contable de los derechos, que nos hace interpretar cada necesidad o deseo como un crédito, permanentemente abierto a la vida y a los demás.

Sin ser muy conscientes, estamos construyendo una generación que ya no conoce la gratitud ni la alegría profunda que trae consigo. Nuestra relación con los niños está totalmente enfocada a la satisfacción de sus necesidades. Nos parece que preverlas y prevenirlas es nuestro deber, por lo que somos incapaces de soportar que ellos tengan cualquier desilusión. Decepcionar a nuestros hijos hace que nos consideremos padres incapaces, y que tengamos miedo de perder su amor. La consecuencia es que los niños nos responsabilizan exactamente de cualquier cosa que tenga que ver con ellos: juegos, alimento, ropa, vacaciones, actividades, etc. Todo se entiende como respuesta a sus deseos. Pero precisamente estos hijos a los que damos todo, se muestran cada vez más descontentos, cada vez más insoportables en su relación con nosotros, y poco dispuestos a corresponder a nuestra atención y a nuestro desvelo por ellos. Siguiendo la lógica de lo que les hemos enseñado, esperan recibir sin necesidad de agradecer.

Muchos padres expresan decepción y sufrimiento por estos hijos que con tanta desenvoltura siguen tomando y exigiendo, que viven como si les fuera debido todo lo que reciben mucho después del tiempo fisiológico de la infancia y de la adolescencia. Son hijos que, cuando han superado el límite de la edad adulta, que tendría que abrir paso a la etapa de la gratitud, siguen concentrados sobre sí mismos, por lo que no se puede contar con ellos. El hecho es que, al haber respondido a sus necesidades y deseos como si fueran derechos, les hemos impedido entender, con la experiencia, el placer y el significado que tiene el don otorgado y recibido.

Cuando recibimos lo que nos es debido, solo se puede esperar un equilibrio de cuentas; falta la sorpresa del don, y falta también la alegría que se vive cuando alguien ha sido capaz de entender lo que deseamos o lo que necesitamos. Es justamente eso lo que nos mueve a dar las gracias a otro: que su interés, su tiempo y su cuidado no son un deber, sino un signo libre de amor; quien nos hace un don está reconociendo y manifestado en lo concreto el valor que tenemos para él. Lo mismo se puede decir, y con mayor razón, de quien nos hace el don de su tiempo, de su amabilidad, de su pacencia, de su cuidado; tampoco esto es debido, ni siquiera con los hijos. Y tampoco es debido el perdón, que es un don inconmensurable porque renueva continuamente la vida de las relaciones.

Para ayudar a nuestros hijos, es necesario que vayamos por delante, como adultos, y que aprendamos de nuevo a dar las gracias por lo que hemos recibido en el pasado, pero también por lo que seguimos recibiendo. Nada nos es «debido»: ni la vida, ni la salud, ni la amistad. Para el cristiano, tampoco la fe, que es el don más grande. También por él, y por toda la riqueza inconmensurable que lleva consigo, tenemos que volver a dar las gracias de verdad.

7.
TOCAR EL CORAZÓN DEL OTRO

«YA NO ENTIENDO A MI HIJO (hija/marido/mujer)». Esta frase se pronuncia siempre con un tono de asombro dolorido: alguien, a quien sentíamos muy cercano, a quien nos liga una relación especial, de pronto nos resulta lejano, a veces, incluso extraño. Se ha creado una distancia imprevisible para nosotros: ya no somos capaces de «entender», o sentimos que ya no nos entienden. «Entender»[1] es una palabra interesante para las relaciones. Su origen es el verbo latino *capio*, que significa también «aferrar». De este modo, su significado está relacionado con la intuición y la inmediatez. Significa llegar rápidamente al corazón de alguien y sintonizar con él de una forma natural, sin necesidad de un esfuerzo especial. El entendimiento mutuo establece un sentido de pertenencia y consonancia recíproca muy potente y

---

[1] En italiano, *capire* (NdT).

gratificante, que es posible gracias a los elementos de semejanza. Por eso los padres «sienten» que entienden a su hijo pequeño: las madres, sobre todo, están seguras de conocer sus emociones, sentimientos y pensamientos, porque los intuyen sin necesidad de palabras. Y por el mismo motivo, en el enamoramiento se percibe una sensación mágica de la posibilidad especial de entenderse mutuamente. Las diferencias parecen quedar anuladas por la capacidad de llegar al corazón del otro y de intuir su verdadero valor, dejando de lado, como marginales, todas esas cosas que podrían dividirnos.

Pero cuando el niño empieza a convertirse en adolescente, o cuando se pasa de la fase de enamoramiento a compartir la vida cotidiana, tenemos que contar con que inevitablemente van a surgir las diferencias. El niño que nos parecía conocer tan bien reivindica nuevos espacios de intimidad, en busca de una identidad auténtica y personal; el marido (la mujer) de quien nos hemos enamorado reivindica la posibilidad de expresar también esos lados de sí que son menos semejantes a nosotros y que había dejado de lado temporalmente, por nosotros. Se presenta ahora el doloroso asombro del no entender. El otro, en realidad, sigue siendo el mismo, pero ahora la intuición no puede ser suficiente, porque la diferencia hace problemático el entendimiento y reclama paciencia, curiosidad y disponibilidad para entrar en la discusión, si queremos impedir que en la relación se insinúe una distancia creciente. ¿Qué hacer, entonces? Para situarnos en el camino adecuado es necesario recurrir a otra palabra, que es el sinónimo «comprender».

Lo interesante de los sinónimos es que nunca expresan exactamente lo mismo y que, gracias a la riqueza infinita de nuestra lengua, su uso permite abrir nuevos caminos al pensamiento, que pueden dar paso también a formas nuevas en nuestras acciones y, en consecuencia, en la vida. La diferencia entre «entender» y «comprender» es, en este sentido, muy interesante.

Si «entender» es un vocablo de intuición e inmediatez, «comprender», en cambio, es un término de lentitud y reflexión. Es una palabra compuesta —«comprendo»— que nos propone que abramos espacio al otro y nos acerquemos a él, aceptando su diferencia. Comprender requiere tiempo, voluntad y también un poco de esfuerzo para superar las distancias, pero abre una posibilidad: aunque no siempre se puede encontrar la sintonía necesaria para entender, en cambio, siempre se puede comprender. Podemos hacer espacio al otro y tomarlo con nosotros: «comprenderlo», justamente.

En las relaciones importantes necesitamos de las dos palabras, que se alternan y se acompañan: tanto la relación de pareja como la relación con los hijos empiezan por el entendimiento, pero solo pueden avanzar gracias a la comprensión: comprender que el otro es, realmente, profundamente distinto, y que su diferencia merece un intercambio hecho de curiosidad y respeto. La medida del amor, entonces, ya no es «entenderse», sino «acogerse» dando crédito a la diferencia, que puede suscitar nuevas preguntas y abrir nuevas perspectivas.

Se trata de aceptar la legitimidad de las diferencias: el amor se encuentra donde permitimos que el otro sea él mismo, diferente de nosotros; para descubrir que, si renovamos la confianza en él, volveremos a vivir otra vez momentos espléndidos, en los que nos entenderemos más allá de toda palabra.

8.
LA JUSTA DISTANCIA

UNO DE LOS TEMAS MÁS importantes y delicados en el ámbito de las relaciones es el de la «justa distancia». Me refiero a esa capacidad concreta por la que sabemos estar cercanos y mantener relaciones de intimidad, pero sin perder el sentido exacto y sano de nuestro límite y de nuestra identidad inalienable.

La «justa distancia» entre personas que se quieren nunca es fácil de definir. Encontrarla y mantenerla se traduce en poder estar bien centrados en el propio yo y respetar al otro, sin deslizarnos en la invasión, pero sin que tampoco el otro se sienta abandonado o incomprendido. En la relación padres-hijos, el ajuste progresivo de la distancia es un tema realmente decisivo: el punto de partida es la relación más próxima posible —el bebé en el vientre de su madre— para llegar con el tiempo a la distancia que permite el intercambio respetuoso pero paritario de la relación entre adultos. En medio se encuentra el nudo crucial de la adolescencia, en el que se produce una redefinición de los límites que hace que el adolescente se convierta en un adulto con identidad y proyectos, mientras que el adulto acepta dejarle su lugar para envejecer.

Pensaba en estas cosas mientras leía en un periódico la entrevista a tres chicas que han participado —el 15 de marzo de 2019— en la manifestación en defensa del ambiente, organizada por el movimiento espontáneo *Fridays for Future*. Este movimiento de jóvenes se puede considerar como el alzamiento de una potente energía vital y autoafirmativa, en tensión hacia el futuro. Pensaba esto, porque las tres entrevistadas expresan con fuerza su preocupación de que los adultos puedan apropiarse de su movimiento. Los jóvenes temen que los adultos, que han marchado con ellos y que les han apoyado y acompañado con entusiasmo en esta aventura, puedan asentarse en el espacio nuevo y completamente por explorar en el que ellos sueñan con aventurarse.

Esta preocupación me parece un elemento nuevo y positivo porque expresa, de una forma inconsciente y no conflictiva, pero decidida, esa necesidad de restablecer unos límites simbólicos, pero claros, entre el mundo adolescente y el mundo adulto. Son unos límites que se han perdido.

Las últimas generaciones de adolescentes son diferentes a las de los decenios anteriores: su grado de conflicto con sus padres es, en general, muy bajo, y no parecen sentir un deseo fuerte de separarse de ellos. En el plano de las cosas, son mucho más independientes que en el pasado: desde pequeños van al extranjero y aprenden idiomas, dan su opinión en cada decisión que les afecta, gestionan precoz y libremente su sexualidad, con nuestro consentimiento. En estos recorridos, el padre o madre se presenta cada vez más como un acompañante que como un guía. Lo que más teme es, por un lado, que el joven pierda oportunidades y, por otro, que le excluya de su intimidad. Por este motivo, le secunda, elige ser su «amigo» y evita así la necesidad estructurante de tomar una posición, algo que le exigiría identificar y declarar sus propios valores, esos que guían su vida.

En la carencia de valores-guía que aporten sentido y esperanza, el mundo de los adultos compite con la vitalidad de los jóvenes y se introduce en todos sus espacios, tanto en las redes sociales como en la realidad. Incluso la idea de conocer su mundo, para protegerles, esconde con frecuencia un sentido de desconfianza y una necesidad de control. No estamos seguros de saber transmitirles las coordenadas para aprender a afrontar la vida por sí mismos, y entonces nos metemos en su campo, en lugar de dejarles la libertad de jugar su partida.

Pero ahora es necesario que escuchemos la señal que nos están mandando estos jóvenes: el futuro les pertenece a ellos y a su capacidad para proyectarlo, mediante ensayos y errores. A nosotros nos corresponde la tarea de apoyarles con una escucha atenta, estimularles y, si les sirve, guiarles. Porque el paso de los años, bien vivido, no supone quedar relegados a la insignificancia, sino que consiste en poner a disposición una herencia formada de pensamientos y experiencia. Nuestros hijos nos lo agradecerán.

9.
ERÓTICA Y MATERNA

UNA VEZ MÁS, MI REFLEXIÓN parte del suplemento *Liberi tutti* del *Corriere della Sera*, y de la entrevista con una mujer muy interesante: Amalia Ercoli Finzi, de 82 años. Es la primera mujer italiana licenciada en Ingeniería Aeronáutica y científica de fama internacional. Lo que más me ha impresionado es que, a diferencia de otras mujeres de éxito, la profesora Finzi ha logrado compaginar una profesión tan exigente con una familia igualmente exigente: cinco hijos (cuatro varones y una mujer) nacidos de un matrimonio que ha sabido superar el paso del tiempo. La entrevista permite entrever a una mujer serena y vital —«volcánica y luminosa» le define la entrevistadora—, que parece haber conseguido expresar en su vida las dos almas de la feminidad: esas que en uno de mis libros he llamado «erótica y materna». Son dos polos igualmente importantes, entre los que suele ser difícil encontrar el justo equilibrio.

El polo «materno» deriva del hecho fundamental de un cuerpo hecho para engendrar dentro de sí, y por ello predispuesto a la acogida. Aquí tienen su origen, en todas las mujeres que toman conciencia de ello, esas potencialidades específicas que les capacitan especialmente para poner en el centro a la persona del otro. «Materna» no es una palabra sustractiva, aprisionadora o sacrificial, sino lo contrario, si se interpreta bien, constituye un motor potente para el despliegue de la creatividad femenina. La mujer que descubre esta parte de si desarrolla, en primer lugar, la capacidad de acoger a la persona del otro con una actitud de detalle, porque para ella lo humano nunca es neutro ni abstracto, sino que incluye siempre a la humanidad real de alguien que es persona, que siente, sufre, desea. El pensamiento «materno» es el pensamiento de la relación, de la imaginación, del cuidado; un pensamiento que no está limitado a las mujeres que se convierten de hecho en madres, sino que es fuente de una actitud positiva hacia la vida.

Pero el polo «materno» no es suficiente. El bienestar de la mujer también exige que al cuidado del otro se una la capacidad de tener un buen cuidado de sí misma. La mujer debe conocer y cuidar su parte «erótica». Si el amor de la madre estimula el polo «materno», la parte erótica de la mujer tiene su origen en la relación con el hombre, empezando por el padre: la atención, el interés y el aprecio de un padre —que es a su vez amado y estimado—, hacen que la niña sienta que tiene valor en cuanto mujer y ponen el fundamento de su autoestima.

El «yo erótico» de la mujer consiste en cultivar pensamientos y proyectos personales, sostener el propio logro profesional, tener respeto hacia sí misma. También significa ser capaz de tomar decisiones autónomas y saber defender el espacio necesario para el propio equilibrio. La mujer «erótica» desarrolla la capacidad y la libertad de tener deseos, de sentir placer, de cuidar de su propia belleza.

En las vicisitudes de la vida, diversas y complejas, cada mujer va en busca de su propia feminidad, y en ella las dos almas de lo erótico y de lo materno intentan tener voz para expresarse y equilibrarse. Pero es un desafío realmente difícil, entre otras cosas, porque el contexto cultural presiona sobre la feminidad en una u otra dirección. No comprende que ambas tienen un valor imprescindible. Ser madre de modo satisfactorio y realizarse plenamente en una profesión siguen pareciendo, con demasiada frecuencia, proyectos contrapuestos e inconciliables, o se yuxtaponen con mucho esfuerzo y sin equilibrio: todas nos preguntamos cómo hacer, y sacrificamos una o la otra parte de nosotras sin encontrar realmente la paz. Necesitamos modelos, mujeres que nos muestren que es posible permanecer enteras sin sucumbir, con alegría y en paz con el hombre.

Al leer la entrevista a la profesora Amalia Ercoli Finzi he encontrado a una de esas mujeres. Pero sé que hay muchas, muchas más de las que nos muestran los medios de comunicación. Me gustaría buscar a las demás, compartir el placer de conocerlas, de darles la visibilidad necesaria para devolver el valor a todas.

10.
LOS PREJUICIOS DEL RECUERDO

Es difícil perdonar de verdad: eso que nos ha herido en una relación siempre tiende a fijarse en el fondo del corazón. En italiano, la palabra «re-cordar» no se refiere a la mente, sino al corazón, precisamente para subrayar que lo que hace daño en el corazón, en la parte emotiva de la persona, es lo mismo que pone en nosotros las raíces más profundas. No existe una palabra que signifique la anulación del corazón: hablamos de «di-menticare»[1], borrar de la mente, como si borrar del corazón fuera imposible. Por este motivo, cuanto más nos haya herido una experiencia, más difícil es alejarla, y el esfuerzo empeñado en olvidar no puede borrar por completo las huellas que ha dejado en la memoria, ni siquiera cuando conseguimos esconder los contenidos

---

[1] "Olvidar". Mantenemos el término italiano, por su referencia a la mente (NdT).

a nuestra consciencia: se dice, entonces, que esa experiencia ha sido «apartada», y eso significa que creemos haberla olvidado, pero solo la hemos trasladado a una parte menos accesible de nosotros, para esconderla también ante nosotros mismos. Remover un contenido, no obstante, lo fija y lo hace inalterable: esto explica por qué, incluso a distancia de tiempos muy prolongados, eso que creemos haber borrado puede volver a presentarse de forma inesperada y hasta violenta, trayendo consigo las mismas emociones que se habían sentido mucho tiempo antes. Entonces comprobamos que no habíamos olvidado en absoluto, porque lo que nos había herido nos sigue quemando como si acabara de ocurrir.

La memoria es una función central para el ser humano, porque está en la base de la percepción de la identidad. La memoria está unida a la experiencia: cada vez que algo nos impresiona, se forman en el cerebro unas huellas que, progresivamente, se van entrelazando, en un infinito número de posibles combinaciones. De este modo, se define poco a poco una estructura de experiencia que da «forma» a la mente y que adquiere su propia estabilidad. Pero el anclaje de la memoria en la experiencia da razón, al mismo tiempo, de su marcada parcialidad. Cada experiencia, por su propia naturaleza, es siempre parcial, porque está unida a un momento, a una situación, a un contexto. Por eso podemos decir que la memoria, fundamental para ser y para conocer, está también, inevitablemente, en el origen de un prejuicio sobre las cosas, las personas y los hechos. Cada vez que tenemos que tratar con alguien, la relación con esa persona está condicionada por la memoria de las experiencias anteriores —buenas o malas— que hemos compartido, y esto limita en nosotros la libertad para conocerla en su integridad y en su complejidad.

No es fácil dar al otro el crédito necesario para que sea superior nuestra experiencia, tampoco en el caso de las relaciones más íntimas y personales, como la relación de pareja o la relación entre padres e hijos. Precisamente el funcionamiento de la memoria nos lleva a definirnos uno a otro en el perímetro restringido de nuestras variables personales: él/ella «es así» como lo conocemos, sin vía posible de salida y de cambio; y esto hace que sea imposible comprenderlo y, cuando es necesario, perdonarlo.

Como dice Romano Guardini, «el principio de toda comprensión consiste en el hecho de consentir al otro la libertad de ser lo que es [...] que no le mire como un elemento de propio ámbito vital [...] sino como un ser que posee un centro originario, su orden de vida, sus propios deseos y derechos».

Si queremos amar de verdad, hemos de mantener abiertos la mente, la mirada y el corazón, procurando no encerrar a quien amamos en las casillas limitadas de lo que creemos saber de él. Y cuando tengamos algo que perdonar, es necesario tratar de combatir los pre-juicios impuestos por la memoria y dejar al otro —también cuando se ha equivocado— una posibilidad renovada: la de hacernos saber (o hacernos re-cordar) que el valor de su persona va más allá del daño, por importante que este sea, que nos ha hecho sufrir.

11.
LA POSIBILIDAD DEL BIEN

EN UN ARTÍCULO DE TONO muy duro, publicado en el *Corriere* del viernes 3 de mayo de 2019, Pierluigi Battista se posiciona contra «el vacío moral que es producto de familias inexistentes». La desoladora noticia de sucesos es conocida: el enésimo estupro, las grabaciones de vídeo tomadas con el móvil, el padre de uno de los chicos que, sin más comentarios, invita a su hijo a destruir el vídeo. Battista critica a unos «padres cómplices de cualquier crueldad, responsables de la ferocidad que ha anestesiado, por vaciarla, la mente de unos hijos que probablemente ya no saben qué es el Mal, porque nadie les ha enseñado qué es el Mal».

Esta palabra, «Mal», que aparece así, con mayúscula, en un titular laico, es un reclamo a la reflexión. Así: ¿qué es el Mal? ¿y qué es el Bien? ¿Cómo se pueden distinguir? Y también: ¿qué transforma un «mal» en un «Mal»? Porque hay una cosa segura, aunque tal vez sea más cómodo olvidarla: el Mal mayor, ese que nos horroriza, no llega inesperadamente ni por casualidad; más bien, y al igual que el Bien, es el último acto de un proceso que se remonta lejos, gesto tras gesto, pensamiento tras pensamiento.

El cachorro humano crece en la relación: todo lo que aprende sobre sí mismo y sobre el mundo tiene sus raíces en la mirada que le dirige el adulto —y que fundamenta el sentido que tiene de su propio valor— y en la mirada que el adulto dirige al mundo —que fundamenta su sentido del valor de las cosas—.

El niño mira al adulto y a su modo de mirar al mundo: ¿a qué da valor el adulto? ¿Qué considera muy valioso y, por tanto, digno siempre de respeto? Porque el valor que reconocemos a cada cosa fundamenta nuestra capacidad de respetarla; y el respeto es lo único que puede orientar de forma estable el comportamiento, mucho más allá de la enseñanza de normas formales, cuyo destino final es, con demasiada frecuencia, quedar arrolladas por las presiones a veces imprevisibles de la vida. La auténtica «buena educación», tan despreciada, no es más que la consecuencia práctica de la capacidad de comprender el valor de las personas y de las cosas y, por tanto, de respetarlas; el niño la aprende si y cuando puede modelar su comportamiento sobre el de unos adultos que creen realmente en ella.

Los actos pequeños, los pensamientos pequeños que nos orientan, paso a paso, hacia el Bien, no se improvisan, sino que se construyen un día tras otro, gracias al amor atento y concreto de unos padres que dan importancia al Bien.

El derecho a ser educados, junto al derecho a ser amados, es uno de los derechos fundamentales del niño: un derecho que hoy está cada vez más olvidado. El amor que educa al Bien es un amor paciente, que pasa entre las pequeñas cosas concretas de cada día. Es un amor que enseña a cuidar de las personas y de las cosas, a perdonar, a reparar, a esperar. Lo hace desde la confianza y volviendo a empezar cada día.

Hacer que un niño se levante en el bus, para dejar el asiento a un anciano o a una mujer embarazada, le enseña el respeto, mucho más que otros discursos. También lo hace enseñarle a esperar, a dejar espacio a las exigencias de los demás o a pedir las cosas por favor, en lugar de reclamarlas. Si un adulto le pide estas cosas, lo hace porque sabe mirar a largo plazo y prepara en el niño de hoy al hombre y la mujer de mañana; lo hace porque piensa que es importante enseñarle que él no es el centro del mundo y que cualquier persona tiene, igual que él, un valor inestimable, merecedor de respeto, sin condiciones.

El verdadero problema se encuentra en un mundo adulto que ha dejado de creer en el valor de la persona, y que por ello ha marchitado el corazón y el sentido del proceso educativo. Es esto, entonces, lo que tenemos que recuperar, el único factor capaz de marcar la diferencia. Tenemos que volver a empezar desde aquí, también como familias: la familia que enseña actitudes de respeto concretas y cotidianas, en su interior y en sus relaciones con el mundo, es una familia capaz de crear cultura y que puede volver a ser, de forma cada vez más consciente, el canal más eficaz para la transmisión del Bien.

12.
UNA SOLA CARNE

ESTOY EN EL SUPERMERCADO, en la mañana de un día laborable. Entre las estanterías llenas de mercancía, en un ambiente que a esta hora está poco cargado, encuentro una tipología de clientes que, por lo general, en la confusión del sábado, no suelo observar: las parejas de ancianos. Quizá para ellos esta es la hora de hacer la compra, y probablemente se ha convertido en un pequeño ritual cotidiano, que llena un tiempo más vacío debido al fin de la etapa laboral. Pero lo que veo me entristece, porque muchas de estas parejas parecen faltas de armonía: las mujeres se mueven impacientes e irritadas, seguidas por hombres que parecen agotados y que se detienen indecisos en algún producto, que puede ser poco esencial, y que inmediatamente es descartado por la mujer. Muchas mujeres «tiran» de sus maridos como se hace con los hijos que no se puede dejar en casa, pero que entorpecen y ralentizan.

¿Por qué, entre muchas, solo veo una pareja que compra relajada, mientras bromea y charla de forma distendida? ¿Es que los ancianos jubilados no tienen el tiempo necesario para hacer la compra, juntos y con calma, a lo mejor con el placer de compartir las elecciones, de imaginar lo que van a cocinar para ellos, o para los hijos y nietos que van a venir a visitarles? En muchos de ellos no se percibe la complicidad que tendría que nacer de una vida recorrida juntos, sino una sensación triste de usura y de descontento, falta de la benevolencia recíproca y respetuosa que se esperaría en la vejez.

Sin duda, envejecer no es fácil; y envejecer juntos exige que entendamos la belleza de aquel «hacerse una sola carne» que el Génesis señala como un proyecto de Dios para la pareja. Hablar de «carne» es, en realidad, hablar de todo lo que estamos hechos: el cuerpo entero con su modo concreto de sentir, de emocionarse, de asustarse, de gozar, de defenderse, de desear. Todo lo que se relaciona con nosotros, también las realidades más espirituales, está en nosotros «encarnado», es decir, transmitido por nuestros nervios, músculos, corazón y cerebro. La carne nos vincula y nos determina, pero también nos manifiesta. Somos más que nuestra carne y, a la vez, no podemos ser sin ella. El conocimiento que los demás tienen de nosotros es sobre todo conocimiento de nuestra carne, entendida como lo que se manifiesta de nosotros y se pone sensiblemente en contacto con el otro, en sus aspectos agradables y en sus aspectos desagradables. «Hacerse una sola carne» representa, por eso, un arduo punto de llegada. No se refiere tanto a los esposos que se aman en la belleza de un cuerpo todavía joven y en la novedad de una relación recién nacida; es más bien un fruto que madura cuando seguimos caminando juntos después de haber pasado por muchas contradicciones.

En la relación de cercanía cotidiana y de intimidad con el otro anida, de hecho, la misma ambivalencia que percibimos en la relación con nosotros mismos: cada uno de nosotros ama su cuerpo, pero al mismo tiempo padece su fragilidad y le cuesta aceptarla, sobre todo cuando pasa el tiempo y a la frescura de la juventud le sustituyen pesadumbres y malestares. Lo mismo pasa en la relación con el otro, hacia quien notamos inevitablemente una alternancia de amor y de cansancio, de atracción y de rechazo.

Pienso que, para volver a mostrar la belleza del matrimonio, es necesario que cada uno vuelva a empezar por sí mismo, que considere su propio matrimonio y el modo que tiene de tratar al otro/a, que tal vez lleve muchos años compartiendo su vida con nosotros. Cada uno tendría que recordar la importancia de cultivar el cuidado de sí mismo, de su aspecto, de su modo de ser y de comportarse ante el otro, si queremos que le resulte más fácil el deber de seguir amándonos a lo largo del tiempo. Pero también tendríamos que cultivar hacia el otro que envejece junto a nosotros una mirada benévola y amable, capaz de ver sin desvelar, de proteger las fragilidades, de integrar las faltas. La misma mirada de amor y ternura que cada uno de nosotros desea sentir sobre sí cuando pasa el tiempo.

13.
NO SOLO POR LOS HIJOS

COMO EN CUALQUIER PAREJA, el matrimonio entre dos creyentes empieza por el encuentro entre un hombre y una mujer que se enamoran y deciden emprender una vida juntos. Pero quienes deciden casarse por la Iglesia comparten aún más el ideal del «para siempre», e imaginan un amor que se haga cada vez más sólido y que lleve a construir una familia serena y rica en vida. Con demasiada frecuencia, la realidad se encarga de introducir variables imprevistas, que convierten el camino en una carrera de obstáculos: a veces son las dificultades económicas, otras la necesidad, por motivos de trabajo, de alejarse demasiado uno de la otra; y cuando llegan los hijos, también los deseados, suele sobrevenir el verse aplastados por unos ritmos que ya no permiten estar tranquilamente juntos y que convierten la vida cotidiana en un agobio constante.

Cada uno de los esposos se encuentra entonces absorbido por la urgencia de su deber individual y a veces llega a percibir un sentimiento creciente de desbordamiento y de extrañeza. Se hace palpable la desilusión. ¿Qué sentido tiene todo ese esfuerzo, en el que cada uno piensa que carga con el mayor peso, en el que cada uno se siente incomprendido por el otro, poco querido y reconocido? El proyecto originario –con su perspectiva de felicidad– parece haberse perdido, para dejar su lugar a las vivencias de cansancio, soledad y a veces también de rencor. También la fe vacila: ¿por qué Dios no mantiene su promesa de felicidad?

Es el momento de la crisis, en la que parece que nos hemos equivocado en todo: el compañero/a de vida, la elección del matrimonio, incluso el haber traído al mundo unos hijos que ahora parecen unirnos inexorablemente a alguien que parece tan lejano. ¿Qué sentido tiene seguir adelante? La presencia de unos hijos a los que ambos queremos y que nos quieren es un fuerte reclamo a la responsabilidad adulta y constituye muchas veces la verdadera rémora a la idea de una separación. Pero se mantiene esa duda inquietante: «¿Tengo que decidir como mujer (hombre) o como madre (padre)?». En respuesta a la llamada de la responsabilidad, permanece en el corazón el miedo a que nuestro futuro personal de hombre o de mujer ya no sea feliz, y esto conlleva un sentido insoportable de injusticia y un sentimiento de rebelión.

Ciertamente, no se puede «estar juntos solo por los hijos». Pero se puede volver a empezar desde ellos. Con su confianza en nosotros, ellos siempre son un motivo fuerte, concreto y muy real para no abandonar el escenario antes de tiempo. La separación no solo es romper de mutuo acuerdo el pacto individual entre un hombre y una mujer; también supone destruir el mundo complejo y original que hemos construido a lo largo del tiempo, y que está formado por un infinito número de cosas, pequeñas y grandes: bienes concretos como nuestra casa o nuestros vínculos, y bienes simbólicos como las costumbres, los valores, los rituales, los intereses, los modos de decir o de ser, que son específicos y únicos en nuestra familia. Este es el mundo de nuestros hijos, un mundo que la separación hace estallar irremediablemente.

Seguir creyendo en las potencialidades del matrimonio cuando se siente el cansancio parece hoy imposible, pero precisamente sobre esta cuestión se juega en concreto nuestra fe, es decir, la confianza en la presencia real de Dios en nuestra vida.

Estamos llamados a redescubrir en la otra persona —ese marido, esa mujer— a la persona «única» que el Señor ha elegido misteriosamente junto a nosotros y para nosotros. Con su diferencia, con sus defectos y con sus límites, es precisamente él quien tiene la clave para llevar a plenitud nuestra vida, también pasando por las muchas contradicciones que encontramos y que nos desafían para buscar nuevas adaptaciones, nuevos recursos interiores, nuevas competencias relacionales.

Por eso, es posible intentar volver a empezar: no para aceptar con resignación masoquista una relación acabada, sino poniendo por obra la imaginación y la creatividad, para dar una nueva oportunidad a nuestra historia de amor. Muchas veces descubriremos, de forma tangible, una verdad importante: que uno nunca se arrepiente de seguir queriendo.

14.
ORIENTAR LAS EMOCIONES

EN LA PERSONA ADULTA EXISTE —o al menos tendría que existir— un mecanismo muy valioso y del que no tenemos suficiente consciencia. Me refiero a la capacidad de autocontrol: esa competencia humana tan estimable que nos permite mantener un rango emocional adecuado, gracias al cual reaccionamos a los estímulos de manera proporcionada y recuperamos el estado de calma después de cada estado de alteración o desequilibrio. Es un recurso que también nos permite relacionarnos con los demás de un modo equilibrado, por ejemplo, regulando nuestros inevitables momentos de malhumor, para ahorrar a los demás sus consecuencias desagradables. No es una competencia innata: desde el nacimiento y durante toda la infancia, las emociones son principalmente «vividas», sin que haya en el niño una verdadera capacidad para darles un nombre, de motivarlas y gobernarlas. El niño vive sentimientos fuertes y actúa en consecuencia, muchas veces adaptando su estilo al del ambiente en el que vive.

Hoy en día es frecuente ver a niños muy enfadados, presa de su propia rabia, y a padres que se sienten impotentes, asustados e inseguros sobre qué deben hacer. Suele tratarse de niños inteligentes y muy queridos, acostumbrados a pactar todo con los adultos, situándose en un nivel de paridad respecto a ellos. Están acostumbrados a pensar que su punto de vista y su parecer tiene nel mismo valor que el de su mamá y su papá, porque ante cualquier decisión se pide que accedan y los padres aceptan discusiones extenuantes a fin de evitar lo que no les gusta o lo que pueda descontentarles. Pero el niño rabioso y fuera de sí es, sobre todo, un niño asustado: la intensidad de sus emociones le arrolla y no consigue controlarse. Precisamente por esto, le haría falta sentir que los adultos no le tienen miedo y que pueden detenerle, que se sienten autorizados para intervenir, y que son capaces de impedirle, con firmeza, que destruya o haga daño a personas y cosas.

Cosas como destruir, ganar al adulto o faltarle al respeto, hacen que los niños se sientan a la vez omnipotentes y solos, abandonados a sí mismos y malos, y contrastan con su sentido natural de la justicia. Por tanto, el niño necesita del acompañamiento paciente e inteligente del adulto, capaz de asumir la responsabilidad de fijar los límites de lo que está permitido, de marcar los «no» que sean necesarios, y que no se asuste de la intensidad de sus emociones. La mayoría de las veces va a ser suficiente una intervención firme y decidida, que nos ahorra las largas e inútiles exhortaciones, los irritantes reclamos a la racionalidad, los tonos de recato o de súplica culpabilizante que sobreentienden una relación entre iguales. La repetición constante de la experiencia de «ser regulados» con firmeza y afecto permite que poco a poco conquistemos un autocontrol equilibrado y flexible. Este evita, por un lado, la impulsividad y, por otro, un autocontrol rígido, que ahoga las emociones e impide que se expresen.

Pero «educar a algo» exige paciencia y convicción. El valor que se da a la capacidad de autocontrol depende del valor que estemos dispuestos a reconocer a los demás: la concentración excesiva en uno mismo convierte en prioritarias las propias emociones y hace mucho menos importante el aprender a gestionarlas para salvaguardar las de los demás. Por ello, es necesario ayudar a nuestros hijos a entender que nadie es el centro del mundo; pero todavía es más importante que cada uno, en primera persona, relativice la idea que se ha formado de sí mismo y que abandone aquel «todo gira a tu alrededor» que se ha convertido en la jaula dorada que nos impide construir comunidad.

La tendencia a erigirnos en el centro del mundo nos hace vulnerables y reactivos. Nos empuja a una atención exasperada y algo persecutoria hacia lo que los demás dicen o hacen en relación con nosotros, y esta nos vuelve irritables y malhumorados. Es necesario hacer un poco de autocrítica sana; todavía somos capaces de aprender que la cifra de la vida humana nunca puede reducirse al número «uno»: todos necesitamos, para ser felices, del «dos» de la relación y del «tres» de la apertura a la vida y al mundo.

15.
DEJAR MARCHAR A LOS HIJOS

HAY QUE APRENDER A DEJAR marchar a los hijos. No es un hecho que se produzca de una vez. Más bien, es un proceso que tiene lugar por medio de separaciones pequeñas y continuadas, algunas más dolorosas que otras. Dejar marchar a los hijos es el resultado de una maduración que requiere un entrenamiento constante y una vigilancia consciente sobre uno mismo.

El proceso empieza con el mismo nacimiento: el parto, en su desarrollo natural, empieza con la sucesión rítmica de las contracciones, que marcan una alternancia cada vez más intensa entre retener y alejar. Llega un momento en que la madre siente una necesidad absoluta y urgente de empujar al niño y expulsarlo fuera de sí, al mundo, porque se ha convertido en una cuestión de vida o muerte, y ambos necesitan separarse para no morir. Cuando se vuelven a encontrar después del nacimiento, mamá, papá y niño tienen que aprender a medirse y conocerse en un plano nuevo, en una relación que empieza a ser de dos con todas sus contradicciones: una relación más real y también más compleja que la del embarazo, cuando el niño era percibido sobre todo como una representación de la mente de la madre y del padre. A este primer desapego le seguirán muchos otros, en una parábola creciente: el niño que camina solo y puede alejarse, el niño que cuando dice «yo» se contrapone y se diferencia, el adolescente que responde mal, que cierra su corazón a la confidencia y protege sus secretos, el hijo que se enamora y traslada a otro lugar el centro de gravedad de sus afectos.

Dejar marchar a los hijos no significa solamente dejar que se alejen: sus viajes, sus vacaciones, sus proyectos, todavía se pueden vivir sin que haya tenido lugar un verdadero desapego. El verdadero desapego es el que se produce cada vez que nuestros hijos mueven su centro de gravedad vital a un lugar que ya no comparten con nosotros, y cada vez que para encontrarse a sí mismos se oponen a nuestros deseos y a nuestras expectativas sobre ellos, por buenas que sean. Tiene lugar cada vez que sentimos que se convierten en extraños, cada vez que sentimos que nuestras intenciones son malinterpretadas, cada vez que rechazan nuestra ayuda como una invasión. Tiene lugar cada vez que hemos de aceptar que se conviertan en sí mismos más allá de nosotros y sean más libres de nuestra influencia; o cuando tenemos que aceptar que empezamos a ser marginales en sus vidas. Pero, tras cada uno de estos pasos difíciles, nos es dada siempre, también, una gran oportunidad: la misma que ya hemos encontrado en la antigua situación del nacimiento. Igual que entonces, después de haber vivido el esfuerzo del desapego, podemos y debemos mirar a nuestro hijo de un modo nuevo, abiertos a una nueva relación. Si, por un lado, la distancia nos hace sufrir, por otro nos permite también tener una mirada diferente sobre las cosas: ese hijo, que estábamos seguros de conocer, nos pide que le miremos sin pre-juicio, con apertura de mente y de corazón. Un extrañamiento sano permite que veamos a las personas que queremos por sí mismas, con sus valores y defectos, con la curiosidad y el respeto auténtico que solo permite la justa distancia.

Es liberador pensar que un hijo convertido en adulto nunca es —como tendemos a pensar— solo el reflejo de nuestros éxitos y de nuestros errores. Un hijo adulto espera que lo consideremos como responsable último de sí mismo, mucho más allá de nosotros. Pide que le consideremos por lo que él dice ser, que le queramos del modo en que él quiere ser querido.

También al hijo, con la edad adulta, le viene dada esa misma nueva oportunidad: la de mirar a los padres por lo que son, liberándoles al fin de sus proyecciones infantiles. Los padres solo son otros adultos, con sus límites y valores, que han hecho todo lo que han podido por amarlo. Ahora, si quiere, el hijo puede responder a su vez con un libre reconocimiento: del mismo modo que también nosotros podemos, en cualquier momento, decidir hacer lo mismo con nuestros padres, sea como sea que hayan ido las cosas.

16.
HERMANOS

Ser hermanos no es fácil, porque es una relación diferente a cualquier otra, una relación inescindible entre iguales que no se han elegido, que aparece en nuestra historia como algo dado. La relación entre hermanos nace en torno a la triangulación imposible del amor hacia las mismas personas: los padres. Cada uno de los hermanos desea ser reconocido como único y especial por los padres, que representan el primer e insustituible objeto de amor. Los acontecimientos de la relación con ellos forman el núcleo más profundo, consciente e inconsciente, de la identidad de cada hijo y, en consecuencia, de cada hermano. Pero estas vicisitudes son completamente personales, nunca idénticas entre un hermano y el otro: están vinculadas al orden de la generación, al momento del nacimiento, a las características del recién nacido y a un número infinito de variables, que hacen que incluso en la misma familia cada historia sea única, simultáneamente parecida y muy diferente. Así, los sentimientos entre hermanos son necesariamente intensos y ambivalentes: intensos, como lo es todo lo que tiene su origen en la vida infantil, en la que no existe más que el blanco y el negro; ambivalentes, porque están unidos a una comparación constante y a una rivalidad en el amor. Y como no existen los padres perfectos, incluso en el mejor de los casos algo va a ser percibido por uno u otro de los hermanos como injusto, y van a ser frecuentes las envidias y los celos, aunque no siempre se declaren.

En el recorrido del crecimiento, que exige desvincularse del pasado y emanciparse de la vida infantil, la confrontación con los hermanos es un elemento decisivo. Ellos han sido nuestros inevitables rivales y nuestros puntos de comparación. Tal vez el amor de los padres hacia ellos parecía más pleno, tal vez los padres preferían un hermano a otro. Tal vez hemos sentido que éramos los preferidos, pero ese privilegio nos convertía en objeto de envidia. O puede que tampoco haya sido así, pero es lo que hemos percibido y vivido con los instrumentos del niño que éramos y que la edad nos permitía tener. En la vida infantil, el límite entre hermanos es débil y mutable; los niños pequeños, sobre todo cuando tienen edades próximas, tienen una gran intimidad entre ellos, especialmente a nivel físico, y regulan su relación mediante una comparación constante, por la que establecen roles y jerarquías. Mediante esta comparación, se configura la familia y define la posición de sus miembros de una forma que tiende a estabilizarse.

Nuestra historia como hermanos nos une en una memoria colectiva. No obstante, cada uno de nosotros ha vivido y relata de una forma diferente esa historia: en cada hecho del pasado, cada uno tenía una determinada edad, una posibilidad de entender, una sensibilidad y una posición que hacían diferente su interpretación de la misma realidad. Sobre la base de esta interpretación, cada uno ha definido interiormente una idea del otro, muchas veces fijando su imagen al tipo de relación que tenía con él en la vida familiar. Al convertirnos en adultos, se producen muchos cambios y nuestra identidad se hace más compleja, pero a la mirada de quien nos ha conocido de niños le cuesta reconocer nuestros cambios; es frecuente que en la familia sigamos anclados a lo que hemos sido, porque la memoria fija a cada uno en un lugar, en un tiempo, en un modo de ser.

Por eso es necesario tomar distancia de lo que ha sido y hacer el recorrido de «sanación de la memoria». Cada lectura de nuestra historia común es válida, pero también es parcial. Solo a partir del reconocimiento de este punto podemos entendernos y perdonarnos, entender y perdonar.

No siempre los hermanos pueden convertirse en amigos, porque la amistad es y será siempre una decisión electiva: pero los hermanos siempre pueden construir entre ellos unas relaciones de auténtica solidaridad, que suponen un recurso muy importante en la vida. Para ello, es necesario superar las imágenes que definen al otro y todo lo que creemos saber de él, para poder conocerle de nuevo. Es necesario alejarse para poder encontrarse: esta vez como adultos, que también son portadores de dones que intercambiar en una nueva reciprocidad.

17.
LA NORMALIDAD
DE LA IMPERFECCIÓN

EL TRABAJO DEL NEUROPSIQUIATRA infantil es complejo, porque nuestra profesión médica actúa en el área de frontera entre varias competencias: la neurología y la psiquiatría en el niño se cruzan sin solución de continuidad, tanto en el ámbito psico-relacional como en el educativo.

Establecer una línea de demarcación precisa entre lo «normal» y lo «patológico» nunca es fácil, pero la dificultad aumenta exponencialmente en la edad evolutiva, cuando la persona está en formación y, por ello, se entrecruzan los aspectos biológicos con los ambientales —relacionales y educativos— y se influyen constantemente con una retroalimentación de reciprocidad circular.

Hoy, con demasiada frecuencia, el encuentro con las dificultades del crecimiento de los hijos parece suscitar en los padres sensaciones dolorosas de fracaso y dudas sobre su propia capacidad, acompañadas por la preocupación de encontrarse ante algo patológico. Creo que por el camino se ha perdido un concepto fundamental: el de la normalidad del desarrollo. ¿Quién es, cómo es, cómo crece un niño, un adolescente «normal»?

En un sujeto que está creciendo, la palabra «normal» significa, en primer lugar, «en evolución». Quiere decir que está inmerso en un recorrido en el que se pueden prever avances y caídas, éxitos y dificultades, satisfacciones y frustraciones, para él y para sus padres. Esto supone que cada uno crece con unos modos y unos tiempos diferentes, y que quien está creciendo es, por definición, incompleto y por tanto imperfecto; precisamente por esto, a veces puede estar también insatisfecho y descontento, y también puede ser muchas veces difícil de tratar. Lo peculiar es que los niños de hoy en día no se pueden permitir el lujo de crecer, y con ello de ser infelices y/o molestos en esa medida en que la vida siempre ha hecho infelices y/o molestos, de vez en cuando, a los niños.

La decadencia de la idea de recorrido y de la percepción serena de la normalidad de la imperfección me parece un problema central, que tiene consecuencias profundas y complejas sobre la relación educativa. Puede dar paso al nacimiento y a la saturación —esta vez real— de patologías o, cuando menos, de inseguridades profundas y dificultades existenciales.

Las patologías psiquiátricas y neuropsiquiátricas, por desgracia, existen realmente, pero su difusión, probablemente, no está tan al alza. Muchas de las dificultades que encontramos con los hijos —la parte cuantitativamente más importante— están relacionadas más bien con la dificultad de crecer, que en sí misma no es una patología, pero exige que los adultos tomen con seguridad el timón de la educación y de la relación. En la relación padres-hijos es difícil separar netamente los aspectos educativos de los psicológicos, porque los dos niveles progresan juntos y se entrecruzan; podríamos decir que los aspectos psicológicos constituyen el trasfondo relacional sobre el que se construye la relación educativa. Pero tener una buena relación con los hijos y educarlos no son empresas imposibles: tal vez haya llegado el momento de redescubrir que convertirse en padres trae consigo una serie de potenciales competencias buenas, que sin duda tenemos que desarrollar, pero que están a nuestra disposición.

El niño, al nacer, lleva una dote de confianza absoluta hacia la persona que se ocupa de él. Esta confianza total, esta condición tan inerme y totalmente necesitada, puede activar en nosotros ese sentido de responsabilidad que nos convierte en adultos.

La naturaleza ha previsto para la edad del desarrollo un potencial excepcional de salud y una capacidad increíble de adaptación positiva. Por eso —afortunadamente— la mayoría de nuestros errores inevitables no desemboca en esas tragedias que tememos.

Es el nacimiento de un hijo lo que nos convierte en padres. Nosotros tenemos que poner todo de nuestra parte para quererlos y educarles. Pero lo más importante es que no olvidemos nuestra misión fundamental: no es suficiente darles competencias e instrumentos para vivir; lo principal es transmitirles pasión por la vida.

18.
EL AMOR PACIENTE

EN EL ALFABETO DE LOS AFECTOS hay palabras necesarias
—y, bien visto, muy útiles— para las relaciones, pero que
despiertan una antipatía generalizada. Quiero tratar de
una de ellas, la «paciencia».

La paciencia no es una virtud muy querida, porque
se la suele asociar a cosas muy «pesadas» como esfuerzo,
aburrimiento, repetitividad, lentitud, pasividad. Pero, si
pienso en algo que siempre me ha salvado, diría que ha
sido justamente la paciencia, unida a una buena dosis
de buen humor: tanto, que considero que el buen humor y la paciencia son dos actitudes salvavidas.

Nadie nace dotado de paciencia; en las últimas vacaciones he observado despacio al último en llegar a
la familia, un nietecito de unos dos meses: como cualquier niño sano, el tiempo que pasaba entre que sentía
hambre y empezaba a gritar a pleno pulmón era muy
breve. Pero también he observado a sus jóvenes padres,

con el pensamiento de que, aunque nadie nace paciente, todos pueden aprender a serlo: levantarse por la noche a las horas más variadas, acudir al llanto, acunarlo hasta que eructe, todas estas cosas requieren paciencia; una paciencia que antes no tenían. Y es una paciencia «buena», vital, que da profundidad y consistencia a la personalidad de quien la ejerce —en este caso, los padres—, sin maltratar ni mortificar a quien se beneficia de ella —en este caso el pequeño—.

Pero no siempre la paciencia es «buena»: también existe la paciencia de dientes apretados, la que se ejerce contra la propia voluntad y que muestra la incomodidad de no poder sustraerse a ella. Es una forma de paciencia sacrificial, forzada, que pone al otro en una desagradable deuda. Se observa, por desgracia, a veces, ante los padres ancianos o las personas inválidas. ¿Dónde nace la diferencia entre ambas formas?

El hecho es que la verdadera paciencia, la «buena», está unida a la pasión por la vida.

Lo que hace buena la paciencia —y por tanto útil, a veces también alegre— tiene que ver con el fin por el que se ejerce. Es, una vez más, dirigir la mirada fuera de sí mismo, a una meta, a un objetivo que tiene valor para quien lo busca. Pero es necesario, precisamente, «ejercitar» la paciencia: día tras día, hasta que llegue a formar parte de nuestro modo de ser. Entonces podremos entender que realmente es un gran recurso, una aliada de gran valor para gustar las cosas buenas de la vida en toda su profundidad.

La paciencia demanda que «estemos» en las cosas, y esto impide que se nos pasen sin dejar huella. Por eso, la persona paciente atesora más recuerdos que la persona impaciente: las cosas que se han saboreado en toda su profundidad llegan a ser realmente nuestras y ya no se nos pueden escapar. Avanzar a paso más lento y repetir los gestos y palabras nos permite ver, sentir y gustar una gran cantidad de cosas que de otro modo no seríamos capaces de ver, ni de oír, ni de gustar. La persona paciente se hace más capaz de gozar de la vida: observa las pequeñas cosas y las aprecia, como quien busca setas en el bosque y aprende a aguzar la vista, sin cansarse.

Aunque el origen latino del término subraya sobre todo el padecer, y por ello el soportar —con ese sub-[2] que aplasta—, «paciencia» también tiene una raíz que la emparenta con «pasión», una palabra que encierra un doble significado: incluye el sufrimiento, pero también la emoción y deseo. Tenemos que hacer a esta palabra poco querida el favor de comprenderla y acogerla en sus dos significados: por un lado, el inevitable del soportar, y con él la resistencia; pero, por otro lado, también ese otro significado, más oculto y profundo que la relaciona con la pasión, y con la energía vital.

En la verdadera paciencia no hay falta de autoestima. En cambio, se encuentra un amor por la vida en gran abundancia. Como sabe bien cualquiera que haya encontrado a personas realmente pacientes, esta es una virtud que nos hace acogedores, generosos, alegres y vitales: la persona paciente es alguien que sabe esperar, y que es capaz de hacer que el otro siempre se sienta esperado y sea siempre bienvenido.

---

[2] Se refiere al equivalente italiano, *supportare* (NdT).

19.
CUANDO SE CASA UN HIJO

MIENTRAS ESCRIBÍA ESTAS LÍNEAS, estaba pensando en lo poco que faltaba para que se casara otro de mis hijos: lo pienso con la gran alegría y la leve melancolía que ha acompañado también las bodas de mis otros hijos. Una gran alegría, porque esta decisión es una apertura confiada al futuro; leve melancolía, porque el matrimonio de un hijo siempre es un desgarro, último y definitivo, de la relación privilegiada que me une a él desde el nacimiento. Entregarlo para siempre a la mujer que él ha elegido supone ampliar la propia maternidad y paternidad, y aprender a tener en el corazón ya no solo a su persona, sino a la nueva alianza que ha establecido con la persona a quien ama; supone también acogerla a ella como se acoge a un hijo adoptivo: con curiosidad, disponibilidad y respeto, para siempre. Pero la proximidad de esa fecha me llevaba a pensar también en la caída libre de los matrimonios.

El matrimonio de un hijo, sobre todo cuando es religioso, ya es, a todos los efectos, un evento. En Italia, como en todas partes, el número de matrimonios, civiles o religiosos sin distinción, sigue disminuyendo, y se ve sustituido por el aumento de las parejas que deciden empezar la vida en común sin pasar por la definición de su relación. Así se forman familias fundadas sobre una decisión de convivencia, que suele empezar sin un verdadero momento «fundante»: en la historia de las parejas convivientes es, en realidad, más difícil identificar un momento «fuerte» alternativo al matrimonio, que se pueda recordar como el acto constitutivo de la relación.

En la intención de quien hace esta elección, la convivencia no es necesariamente una solución cómoda. Al contrario, muchos jóvenes la toman como la decisión más sincera y respetuosa hacia la persona amada: el matrimonio les parece una institución inútil, un acto vacío e incapaz de garantizar nada. Su imagen podría ser la de una pareja de trapecistas que quiere dar vueltas en el aire sin red, para demostrar la máxima confianza mutua. Así, el matrimonio sería como una especie de red inútil y formal, que solo es signo de un grado insuficiente de confianza. Si el amor es verdadero saldrá adelante, sin necesidad de vínculo alguno; si no fuera así, quizá no era un verdadero amor y lo mejor para todos es dejar que termine. Según esta lógica, estar bien juntos no es consecuencia y fruto de la capacidad y del empeño para construir una relación que madura con el paso del tiempo, sino más bien un requisito previo e irrenunciable para seguir manteniendo la relación. ¿Pero por qué el matrimonio es importante, también humanamente?

70

Desde el punto de vista psicológico, la elección de sellar con un rito públicamente compartido el paso al «nosotros» reviste una importancia decisiva, porque supone un traslado decisivo del centro de gravedad afectivo en la relación de pareja. Mientras la relación entre el yo y el tú permanece cerrada en la esfera privada, todo el acento está puesto en cada uno de los protagonistas y se juega alrededor de sus identidades individuales. La decisión de hacer público el vínculo y pedir su reconocimiento social mueve el acento hacia esa pequeña comunidad nueva, y marca el nacimiento de un sujeto nuevo, que es simultáneamente afectivo y social. Este nuevo sujeto es la familia, que desde ese momento recibe una identidad específica y propia, fuertemente simbolizada también por la adquisición del mismo apellido, que «emparenta» entre sí a dos cepas familiares distintas. Esta identidad nueva va más allá de las dos identidades individuales de los esposos y las trasciende, aunque no las elimina ni disminuye de ninguna manera su valor.

El matrimonio es entonces, a todos los efectos, el mejor acto de nacimiento de la familia como criatura nueva, y por ello merece ser celebrado con alegría y magnanimidad, para destacar que la familia naciente tiene ahora un valor «en sí», un valor objetivo que no va a disminuir tampoco en los momentos difíciles. Este nuevo sujeto es un bien muy valioso, y constituye el contenedor común de la riqueza de uno y de la otra; es lugar compartido y seguro para dejar espacio a la vida naciente. Por eso, felicidades —otra vez—, Maria Paola y Francesco.

20.
LA MIRADA «RECÍPROCA»

LA RELACIÓN ENTRE PADRES E HIJOS siempre tiene que hacer frente, con modalidades distintas según la edad, a dos temas difíciles e interconectados: el de la «dependencia» y el del «reconocimiento».

La mirada entre padres e hijos está condicionada, inevitablemente, por la asimetría originaria de su relación. El niño conoce a sus padres desde una posición de necesidad y dependencia, y proyecta sobre ellos una ilusión de omnipotencia. Para bien y para mal, vive a los padres como detentores de un poder extraordinario, y espera que ellos sean capaces de dar una respuesta adecuada a las necesidades de afecto, de cuidado y de guía que toda criatura humana lleva consigo. Proyecta sobre ellos, de este modo, esperanzas y desilusiones, proyectos e insatisfacciones, mucho más allá de lo que corresponde a la realidad humana de los padres.

Llega después la adolescencia. En esta fase de la vida, el hijo siente la necesidad de emanciparse de una relación que, aunque por una parte le sigue dando seguridad, por otra también le ata a imágenes de sí infantiles y de un tiempo pasado. Busca nuevas imágenes en las que reflejarse, nuevas miradas, nuevas experiencias, que le permitan hacerse «dueño de sí» y librarse de una dependencia que ahora le parece agobiante. Es así como el padre se convierte, a veces, en enemigo, o simplemente en alguien incapaz de entenderle: la distancia necesaria va muchas veces acompañada por una mirada desconfiada y defensa.

Tampoco la mirada de los padres sobre los hijos es siempre libre: también los padres construyen la imagen del hijo mediante una percepción que ha sedimentado con el tiempo, y que depende de los episodios de la relación, en los que todos están implicados. Por este motivo, los hijos frecuentemente se ven «reducidos» en nuestra mente a lo que conocemos directamente de ellos: si han sido buenos o malos hijos, obedientes o rebeldes, generosos o egoístas. En el fondo, sabemos poco de lo que su vida ha sido y es más allá del perímetro restringido de nuestra relación.

Para nosotros, ellos son siempre y sobre todo hijos. En consecuencia, de algún modo, estamos en una relación asimétrica y de dependencia implícita. Sucede entonces que nuestros dones, por generosos que sean, se vuelven —o se perciben como tales— cadenas o deudas cargadas sobre sus hombros. En este caso el hijo, que ya es adulto, a veces teme darnos las gracias; como en la parábola del Hijo pródigo, prefiere decir: «Padre, dame lo que me corresponde». Ante algo que es, simplemente, debido, no es necesario el reconocimiento, y el no sentirse en deuda con los propios padres hace que uno se imagine independiente y cultive el concepto de su libertad. Pero sobre este tema, la posición de los padres también es difícil. En realidad, cuando a lo largo de nuestro crecimiento somos incapaces de soportar la idea de depender de nuestros padres, al llegar a la edad adulta y a la ancianidad nos parecerá igualmente insoportable imaginar que tenemos que depender de nuestros hijos.

A pesar de ello, hay un don que los padres y las madres todavía pueden hacer a los hijos adultos: consiste precisamente en la capacidad de aceptar y expresar también la propia necesidad de recibir. Consiste en el reconocerse necesitados de los propios hijos mayores, y en acoger con alegría y reconocimiento todo lo que hacen para ayudarnos o manifestarnos su atención y su afecto. Consiste en aprender a aceptar con serenidad la posibilidad de «depender» en cierta medida de ellos, reconociendo que se han convertido en adultos competentes, confiables y a los que confiarse de vez en cuando, sin perder por ello el respeto que nos es debido.

Dar gracias a un hijo es un modo concreto de reconocer su competencia, y por ello es también un modo concreto de reconocer que es plenamente adulto. Igualmente, dar las gracias a un padre, sin temor a seguir siendo dependiente por ello, es un modo concreto de demostrar que uno se ha convertido en un verdadero adulto.

21.
LA SABIDURÍA DEL TIEMPO

HOMBRES, MUJERES Y TAMBIÉN NIÑOS: ya todos, sin distinción, vivimos aceleradamente y agobiados, siempre echados hacia delante, en tensión hacia lo que va a venir «después». Siempre tenemos la sensación de que el tiempo es insuficiente, que se ha llenado demasiado y es demasiado estricto. El tiempo nos parece cada vez más valioso, y la vez cada vez más hostil. ¿Pero cómo se entra en la percepción del tiempo?

Los animales no conocen el tiempo, pero tienen experiencia de la repetición rítmica de los hechos. En efecto, la sucesión rítmica es una constante en la naturaleza: hay un ritmo en la sucesión de las estaciones, en las fases de la luna, en el instinto reproductivo de los animales, en la respiración. Esta sucesión rítmica, que nos trasciende y que no necesita nuestro control, forma un trasfondo tranquilizador y fiable, que supone un organizador fundamental de la vida.

También el ser humano, en el momento del nacimiento, desconoce el tiempo: la vida del recién nacido está secuenciada por un flujo de necesidades y sensaciones a las que no sabe ni puede dar respuesta él solo. Es un flujo que podría desbordarlo y desorganizarlo; solo el cuidado atento y «suficientemente bueno» de un adulto puede introducirle en un ritmo más ordenado, en el que reconocer y regular el tiempo del hambre y de la saciedad, el del sueño y el de la vigilia. Desde siempre, es sobre todo la mujer quien cuida del tiempo y de la sucesión de los ritmos, porque en ella, más que en el hombre, la naturaleza ha unido el cuerpo a ventanas temporales definidas. El tiempo es una variable central en la vida de las mujeres: ya sea en sentido horizontal —la repetición mensual de la menstruación y de los días fértiles— que longitudinal —la menarquía, la edad fértil, la menopausia—. Es un tiempo que, se quiera o no, gira alrededor del tema concreto y simbólico del hijo. No cambia nada porque se trate de un hijo al que aceptar, al que buscar o al que evitar: la pregunta sobre el hijo sigue siendo central e ineludible para las mujeres, y modifica su manera de percibir el tiempo.

El varón y la mujer viven el tiempo de forma diferente. En la percepción masculina, las edades se suceden sin solución de continuidad y las funciones vitales se van sumando progresivamente. Le llevan a crecer en el plano humano y profesional según un orden lineal, que se dirige a una meta «fuerte» y unificada. La mujer, en cambio, percibe el tiempo de un modo circular y cíclico; su vida no se concentra en un solo objetivo principal, sino sobre tareas vitales que se superponen, se entrecruzan, se abren y cierran según «anillos de sentido» que son «fase-específicos», porque siguen el ritmo de pasos y transformaciones que dependen del carácter cíclico de su cuerpo. Por este motivo, la mujer, más que el varón, advierte con urgencia el tema del tiempo y sufre más que él la falta de buenos ritmos vitales. Por el mismo motivo, la madre percibe instintivamente la importancia de establecer los ritmos en la vida de su pequeño: siente que es este un deber prioritario y sabe que el hijo está bien cuando encuentra por fin un ritmo ordenado, que es lo contrario del agobio.

A causa de estas diferencias, puede parecer que el hombre sabe mirar más lejos o que la mujer no mujer es capaz de tener objetivos fuertes. Para no perder ocasiones muy valiosas, las mujeres han tratado de adaptarse al modo masculino de vivir el tiempo, y han renunciado a empeñarse en salvaguardar sus propios ritmos. Pero la pérdida del contacto con su propia dimensión temporal es perjudicial para las mujeres, que necesitan de la flexibilidad necesaria para «ajustar» continuamente el tiempo a las exigencias concretas y cambiantes de su vida y de las personas a las que quieren, e invertir en cada fase la energía necesaria para el deber central en ese momento. Nos estamos pareciendo cada vez más a murciélagos sin radar, estamos agobiadas y descontentas, porque el orden de la vida se ha perdido, y esto tiene graves consecuencias para nosotras y para las personas que queremos. Esforzarnos por salvaguardar el buen ritmo de la vida no es solo un objetivo para la feminidad, sino un objetivo necesario a todos: debemos recuperar juntos la «sabiduría del tiempo», tomando conciencia de su límite y revalorizando cada uno de los momentos preciosos que nos ha tocado vivir.

22.
¿QUÉ ES UN MATRIMONIO?

EN UNA DE LAS PRINCIPALES escenas de la película *Shall we dance,* con Richard Gere y Susan Sarandon tiene lugar un interesante diálogo entre la protagonista y el detective privado a quien ella misma ha contratado para saber si su marido la traiciona.

Pregunta la mujer al detective: «Según usted, ¿cuál es la razón para casarse?».
El hombre responde: «¡La pasión!». «No», replica ella.
Él añade: «Interesante; yo habría dicho que usted era romántica. ¿Entones, cuál es?».
Y la mujer responde: «Porque necesitamos un testigo de nuestra vida... Hay miles de millones de personas en el planeta. En ese conjunto, ¿cuánto puede valer cada vida singular? Pero en un matrimonio, está la promesa de cuidar de todo... tanto de las cosas buenas, como de las terribles, o frívolas. De todo, siempre, cada día. Quien hace la promesa, dice: tu vida no va a pasar desapercibida,

porque yo la habré observado; tu vida no va a quedar sin testigos, porque yo voy a ser tu testigo...».

¿Significa eso, entonces, que en el matrimonio no hay lugar para la pasión? ¿No hay lugar para el sentimiento?

Tal vez, simplemente, es que la pasión y el sentimiento no son suficientes por sí solos para justificar una relación compleja como es el matrimonio.

El matrimonio es, en realidad, una historia en la que cada uno de los dos es el único y verdadero testigo de la vida del otro: conoce al otro mejor que los demás, también en esos pliegues secretos de su ser; le ve también en esos momentos en que él mismo no se ve. En el matrimonio, vemos al otro en acción cada día, en todo tipo de situación, en su relación consigo mismo además de con el mundo; podemos observarlo «por detrás», conocer aspectos de los que ni siquiera él mismo es consciente. Le vemos sufrir, le vemos alegre y triste, desconfiado o confiado; le vemos envejecer. Lo admiramos, lo detestamos, lo amamos, lo rechazamos. Pero, si se trata de una relación auténtica, el tiempo le hace cada vez más valioso, a pesar de las dificultades.

Pero, para que pueda ser todo esto, es necesario volver a definir el matrimonio por lo que es: una relación pensada para perdurar, no una relación por tiempo determinado. Precisamente esta característica hace que sea un vínculo altamente específico en el plano afectivo y psicológico, muy distinto de las demás relaciones, también intensas y significativas, que no ponen como presupuesto compartido el empeño en la continuidad y la duración. Como consecuencia igualmente específica, el proyecto de lograr que el vínculo de amor dure «para siempre» incluye la necesidad de desarrollar algunas competencias que no podemos dar por descontadas, las necesarias para hacer frente a las inevitables situaciones de crisis que se van a presentar antes o después, sin llegar nunca a destruir la relación misma. Esto exige que el hombre y la mujer acepten el matrimonio como un largo camino, que les pone por delante el desafío de un crecimiento continuo. Tanto a nivel individual como en pareja, tendrán que pasar por numerosos cambios y momentos de renegociación de su relación, porque la decisión inicial no es más que el primer acto de una aventura larga, interesante y muy rica.

Interpretar el matrimonio como un proceso dinámico es muy importante. No se puede pensar la relación de pareja como algo estable y definido de una vez por todas, porque el cambio de la vida con el tiempo y la evolución personal de cada uno reclaman adaptaciones recíprocas y continuas. El gran desafío es encontrar un justo equilibrio entre la continuidad y el cambio: continuidad, para encontrar y mantener la identidad única de esa relación; cambio, para que cada uno siga creciendo, aún en el respeto recíproco.

Precisamente como consecuencia de todo esto, la aparición de momentos de crisis no se puede considerar como un hecho excepcional, ni necesariamente es signo de una disfunción o una patología de la pareja misma. Cada crisis tiene la función de señalar que ha llegado el momento de poner en cuestión el propio vínculo, para reorganizarlo sobre nuevos equilibrios e introducir los cambios necesarios para que la relación se mantenga simultáneamente estable y vital.

23.
MUJERES. EL PODER
DE LAS PALABRAS

ME ENCANTA, ME SORPRENDE, pero a veces también me asusta, el poder extraordinario que tienen las mujeres: sobre todo, el poder, creativo o destructivo, que tienen sus palabras.

El don especial de la feminidad está unido al interés particular que tienen las mujeres, desde la infancia, hacia las relaciones. Los estudios psicológicos más recientes confirman que, desde muy pequeñas, las niñas muestran una atención más aguda hacia el rostro humano, buscan con mayor frecuencia el contacto visual, captan las entonaciones vocales con mayor sutileza que los niños.

A partir de la pubertad, el interés de la niña se orienta de forma decidida hacia la exploración del mundo de las relaciones, con su complicado entrecruzamiento de amistades, rivalidades, enamoramientos, conflictos. Las chicas parecen extremadamente atentas e interesadas en trabajar mentalmente sobre cualquier cosa que tenga que ver con las relaciones significativas para ellas. Por otra parte, son muy vulnerables y es fácil herirles, precisamente debido a esa intensidad especial con la que interpretan y viven cada matiz emocional. Toda la adolescencia femenina es, de alguna manera, un periodo de entrenamiento intensivo —y frecuentemente sufrido— en la interpretación de las emociones y la construcción de relaciones, mediante un esfuerzo personal constante, pero también por medio de continuos encuentros y desencuentros con las demás mujeres jóvenes. Ese esfuerzo logra un refinamiento progresivo de las habilidades relacionales y hace que la chica se convierta en una mujer capaz de tejer a su alrededor un complejo de relaciones afectivas protagonizado por ella misma.

El don específico del varón es la posibilidad de ser «potente». La potencia masculina se opone a la prepotencia y a la im-potencia. Ambas son resultado de personalidades narcisistas e inmaduras. En cambio, la auténtica potencia positiva del varón responde al desarrollo de una actitud generosa, magnánima, capaz de engendrar para el mundo ideas, hijos, proyectos: todos ellos son frutos que se abren al futuro. Pero cuando el hombre pierde el control de la potencia, su fuerza se puede transformar en violencia y destrucción: la maldad masculina se convierte, en este caso, en crueldad y, a veces llega al sadismo.

La maldad femenina, en cambio, actúa desde el interior, porque allí donde está nuestro poder anida también la tentación. Se produce entonces el riesgo de que la competencia para tejer, coser y enriquecer las relaciones se convierta en un arma peligrosa, que corroe las relaciones con la distorsión sutil que nace del uso descuidado, superficial o incluso malévolo de la palabra.

La palabra es un gran recurso de las mujeres, pero puede convertirse fácilmente en un límite, cuando no se ejerce sobre ella una vigilancia atenta y se abandona su control. No siempre es fácil darse cuenta, porque a las mujeres les encanta encontrarse para compartir, para confiarse, para imaginar soluciones, sobre todo ante las dificultades o los problemas que se encuentran en las relaciones. Por eso hablan entre sí de los hijos, de los maridos, de los parientes, de las amigas. Entre mujeres se habla con mucha frecuencia de terceras personas, para compartir lo que pensamos con alguien que nos escucha, nos entiende y adopta una actitud solidaria.

Ante un mal padecido —sea verdadero o presunto— y el consiguiente malestar, es muy difícil escapar a la tentación de «desahogarse», o renunciar al alivio que nos proporciona la solidaridad de una amiga. Pero la lógica de la amistad, al llevar consigo la confidencia, rebaja la vigilancia sobre lo que decimos: eso eleva mucho el riesgo de hacer afirmaciones parciales como si fueran la verdad sobre el otro; de encerrar a la persona de quien se habla en un juicio que va a ser difícil de cambiar. Por eso, encuentro esclarecedora y realmente valiosa la indicación que nos hace una frase de la poeta Alda Merini: «Me gusta quien elige con cuidado las palabras que no se deben decir».

Pero también añadiría que me encanta quien sabe seleccionar y situar en sus discursos una palabra buena, que pueda arrojar luz sobre las dotes, pequeñas o grandes, que objetivamente posee cualquier persona, incluso la más antipática. De este modo, en la circulación de las muchas palabras, de boca a boca, también recaerá sobre nosotros una buena palabra, estoy segura.

24.
AMOR COMO NECESIDAD

«TE NECESITO». EN NUESTRO imaginario esta frase es la más directamente unida al amor: en la medida en que siento que te necesito, significa que estoy de verdad enamorado y, por tanto, que te amo. Eres indispensable para mí, por eso tienes un gran valor para mí. Necesitar del otro nos pone en una condición de vulnerabilidad y dependencia, pero al mismo tiempo mantiene vivo el deseo: nada deseamos más que eso que nos falta. Pero ¿y si cambian las cosas? ¿Si dejo de sentir esta «necesidad»? ¿Y si empiezo a pensar que también podría vivir bien sin el otro? Cuando tiene lugar este paso, siempre se percibe una sensación de desconcierto: se tiene la sensación de haber interpuesto una distancia entre uno mismo y el otro, que sabe a desamor. Pero ¿es verdad que la autenticidad del amor es directamente proporcional a la sensación de «necesitar» al otro? ¿Es verdad que alcanzar una mayor autonomía afectiva significa que ya no amamos?

A lo largo de su historia, la relación amorosa conoce muchas fases y muchos pasos. Uno de ellos es precisamente el que nos permite experimentar un modo de ser indispensables uno al otro que es diferente de la «necesidad». En el matrimonio se construyen muchas áreas de interdependencia: podríamos decir que «nos configuramos» juntos. Con el paso del tiempo lo que cada uno de los dos «es» se va conformando poco a poco en relación con el otro: por medio de él, de las modalidades de relación compartidas, del intercambio cotidiano, dos personas que se quieren se modelan mutuamente, en un proceso dinámico. Lo que yo soy depende, entonces, también de lo que «nosotros» hemos sido, somos, y seremos capaces de ser.

La vitalidad de la relación depende de la capacidad para mantenerse siempre abiertos al cambio: cultivar el deseo personal de seguir creciendo, hasta el final de la vida, y de seguir siendo portadores de lo que somos, también en el contexto de la relación de pareja.

En el matrimonio, el otro no es solo nuestro testigo, también es nuestro «compañero de crecimiento»: el encuentro con él da comienzo a un proceso de transformación personal que está unido de una forma concreta precisamente a ese encuentro. En un encuentro diferente, habrían ocurrido otras cosas: en nosotros, entre nosotros, a nuestro alrededor; por eso, es probable que nosotros también fuéramos personas diferentes. Si interpretamos el matrimonio en su significado más profundo, tenemos que pensar que, precisamente en *este* encuentro y en sus momentos está en juego nuestra oportunidad existencial concreta, el desafío misterioso que se nos propone para responder de nuestra «vocación» y para dar nuestros mejores frutos.

86

El otro, que está tan cerca, hace que nos sea imposible engañar: sus necesidades y sus demandas ponen en evidencia lo que nos falta todavía, su diferencia descubre nuestras limitaciones. El amor por el otro nos obliga a no contentarnos con lo que somos, a modelar nuestras características, a hacer que salgan a la luz y florezcan nuevas competencias y capacidades relacionales. Nos obliga a trabajar sobre nosotros mismos, a no acomodarnos, a luchar, a volver a empezar; nos obliga a perdonar y perdonarnos, nos obliga a hacer que el amor sea algo más fuerte y duradero que un mero sentimiento.

Lo que ha hecho nuestra historia con nosotros solo es el principio: nadie está «forzado» a ser solo eso que ha sido. Todos tenemos la libertad para cambiar, crecer, enriquecer nuestra personalidad. Podemos hacerlo en cualquier momento, a cualquier edad, en cualquier condición; el proceso de refinamiento de la propia personalidad no tiene límite y es apasionante. Pero entre este «ser cada vez más uno mismo» —que al final es cumplir la propia vocación— y ser dos cultivando la relación, no hay una contraposición necesaria. Todo lo contrario, muchas veces la ocasión más valiosa para activar un verdadero crecimiento personal pasa precisamente por el otro: el otro que, con su diferencia, nos interpela para que sigamos siempre abiertos al cambio.

25.
VARÓN Y MUJER LOS CREÓ

HOY ESTAMOS MÁS CERCA que nunca de comprender la igualdad de valor entre los sexos, su reciprocidad en la diferencia. Pero también estamos más lejos que nunca: en la vida cotidiana el hombre y la mujer se han vuelto aún más enemigos y también donde parece alcanzada la igualación de los roles, la relación entre los sexos conoce aspectos negativos inesperados, muy lejanos del verdadero deseo de los hombres y mujeres reales.

Las mujeres se han liberado de la sumisión al varón, pero este hecho ha puesto al descubierto que el respeto hacia el hombre era muchas veces fruto del temor, en lugar del amor. Por ello, era un respeto más aparente que real, que ha cedido el puesto a un sentimiento de superioridad femenina, hoy muy difundido.

Los hombres se han vuelto cada vez más inseguros sobre sí mismos, están confundidos y desorientados respecto a su valor específico. Muchos de ellos, sobrepasados por la inseguridad y a veces por la actitud arrogante de sus compañeras, tratan de recuperar su rol mediante actitudes de prepotencia. O, por el contrario, evitan el encuentro con actitudes de renuncia, de fragilidad y de impotencia.

También en el campo de las relaciones afectivas y sexuales, en las que se siguen deseando y buscando, las expectativas del hombre y de la mujer desembocan cada vez más en la decepción. En realidad, ambos saben todavía muy poco de su profunda diferencia en este campo y no logran valorarlo como se merece. No sabemos, en verdad, qué podemos esperar uno de la otra, ni cómo podemos hacer que nazcan relaciones constructivas que tengan en cuenta nuestras características diferentes.

No obstante, los dos sexos solamente se definen a sí mismos en la reciprocidad: una mujer se conoce plenamente a sí misma mediante la mirada del hombre, así como el hombre se conoce plenamente en su encuentro con la mujer. «Masculinidad» y «feminidad», siendo completos cada uno en sí, solo completan la realidad humana juntos. Hablar de complementariedad no significa afirmar que uno u otro sexo sea incompleto, porque la complementariedad no se sitúa principalmente en el nivel de las «funciones» o de los «roles», ni tampoco en el de las características de la personalidad, como si existieran personalidades masculinas o femeninas en sí mismas. Estos aspectos están fuertemente unidos a datos culturales que cambian mucho con las distintas épocas de la historia y que dependen del lugar de nacimiento y de pertenencia.

La complementariedad se sitúa, en realidad, en una dimensión ontológica, en la que el varón y la mujer, en su naturaleza originariamente sexuada, son irreductibles uno a la otra y se necesitan uno a otra para «engendrar» y para «fecundarse» mutuamente, tanto en el plano biológico como en el plano simbólico.

La comprensión del significado profundo de la complementariedad y de su valor no es, entonces, una cuestión simple que se pueda dar por descontada. Es resultado de un recorrido no evidente de conciencia. Es un producto que puede nacer solamente como consecuencia de la plena asunción del propio sexo, con los «dones» específicos que le caracterizan. Este «conocimiento» y esta «acogida» de uno mismo en la propia especificidad puede abrir camino al conocimiento y a la acogida del otro-diferente, al mismo tiempo que nos conduce también a intuir y aceptar otra realidad: debido a la profundidad de la diferencia, el hombre y la mujer no llegan, y tal vez no lleguen nunca, a entenderse por completo. Pero la verdadera cuestión no es «entenderse»; la verdadera cuestión es acoger al otro sabiendo que es irreductiblemente diferente, y dar crédito y legitimidad a esta diferencia, que puede suscitar nuevas preguntas, que puedan ampliar nuestro horizonte y ofrecernos nuevas perspectivas.

Para llegar a apreciar la complementariedad, tenemos que decir una vez más que «masculinidad» y «feminidad» son los dos modos diferentes en los que se declina nuestra humanidad común. El hombre y la mujer pueden aprender por fin a mirarse uno a otra como un auténtico don: entonces su diferencia podrá dar, de verdad, sus frutos.

26.
¿AUTÉNTICO O ESPONTÁNEO?

En un mundo dominado por las emociones, es fundamental establecer la «verdad» sobre los propios sentimientos. Todos querríamos estar seguros de nuestros sentimientos, sobre todo del amor: nos gustaría tener certeza de que amamos y de que somos amados realmente. Solo una certeza razonable en la verdad del amor nos permite rebajar nuestro nivel de defensa y abrir nuestro corazón al otro: por aquí empieza la posibilidad de la confianza. ¿Pero cómo se establece esta certeza? ¿Qué criterios podemos usar?

Todos tenemos experiencia de que las emociones son muy frágiles y mudables. Son tan frágiles que nos hacen pensar que no se puede garantizar honestamente a nadie un amor verdadero que sea a la vez duradero. «Te amaré por siempre» es una frase que se sigue pronunciando, pero muy pocos creen de verdad en ella. Este es uno de los motivos por los que a muchos les parece que la convivencia sin promesas definitivas es la solución más sincera y respetuosa hacia la persona amada: el matrimonio parece una institución inútil, un acto vacío de sustancia, que no puede asegurar nada y que, por el contrario, puede llegar a alterar la autenticidad de los sentimientos. Se piensa que, si el amor es verdadero, va a mantenerse sin necesidad de ningún vínculo; de no ser así, tal vez no era un verdadero amor y es mejor dejarlo ir. Pero este modo de pensar —a mi modo de ver— proviene a su vez de la difusión de un equívoco sobre los significados, relacionado con haber dado un uso totalmente equivalente a dos palabras diferentes: «auténtico» y «espontáneo».

En nuestra vida cotidiana, ambos conceptos se suelen usar como sinónimos. Pero, si nos paramos a pensar un momento, descubriremos algo interesante: no todo lo que es espontáneo se puede definir como auténtico; del mismo modo que no todo lo que es auténtico nace siempre de forma espontánea.

Espontáneo es algo que se manifiesta sin filtros desde un impulso interior: un movimiento del ánimo, una respuesta del cuerpo a un estímulo, una frase que nos viene a los labios sin la mediación del pensamiento. La espontaneidad nos atrae por su naturalidad y su unión directa a las sensaciones, lo cual la colma de emotividad. Pero lo espontáneo no es siempre positivo —lo es el enamoramiento, pero también es espontáneo el impulso a la rabia o la respuesta agresiva— y no expresa necesariamente toda la verdad de una persona, de su modo de sentir y de pensar. La palabra «auténtico», en cambio, expresa mejor la complejidad de lo humano: es una palabra cuya raíz etimológica la emparenta con «autor-señor», y que remite a conceptos como «enriquecer», «hacer crecer», «aumentar».

Lo auténtico es fruto de una síntesis entre aspectos que pueden ser contradictorios entre sí: es auténtico lo que nace de nuestras emociones, pero que ha pasado también por la valoración de nuestro pensamiento y de nuestra decisión; es auténtico lo que ha sedimentado, lo que permanece, y que por ello constituye algo verdaderamente nuestro de forma estable, más allá de la mutabilidad del sentimiento. Al ser auténticos expresamos la verdad sobre nosotros mismos, que abarca el bien y el mal, el sentir y el pensar. Lo auténtico de una persona se relaciona con su identidad, más allá de las constantes molestias y tensiones que le afectan. Precisamente por este motivo, podemos amar de un modo auténtico a alguien hacia quien tenemos sentimientos que a veces son espontáneamente negativos: es auténtico el amor que sabe esperar, que no se asusta ni se desanima en los momentos oscuros; el amor que no solo se fía de lo que siente, porque mantiene vivo también eso en lo que cree; el amor que se hace vida mediante gestos que se repiten continuamente, cuando se tienen ganas y también cuando no. Es auténtica una promesa que somos capaces de mantener, es auténtica una relación en la que nos empeñamos día tras día en amar de nuevo.

Es auténtico quien aprende un poco sobre la marcha a conjugar el corazón, el estómago y la cabeza; la emoción, el deseo y la voluntad. Es un entrenamiento interesante, que nos convierte en personas capaces de relaciones verdaderas y buenas.

27.
EL LABORATORIO
DE LA INTIMIDAD

ÚLTIMAMENTE SE OYE MUCHO hablar de *Mindfulness*, un término inglés que significa «consciencia». Se trata de una práctica que tiene su origen en las técnicas de meditación orientales, que estimulan la capacidad de estar más presente a uno mismo y, en consecuencia, a ser más serenos y creativos. El interés que ha despertado esta idea –que, sin duda, para un cristiano no es nueva– de «detenerse para meditar» nos lleva a reflexionar sobre un hecho: tal vez estamos empezando a darnos cuenta del profundo malestar que supone para el ser humano la pérdida de contacto con su dimensión interior.

La interioridad es el espacio donde se configura nuestra visión de las cosas. Es un lugar de escucha, de reflexión, de pensamiento: allí, en la riqueza de nuestra interioridad, adquiere vida nuestra dimensión creativa. Pero la interioridad no es la dimensión más personal del ser humano: todavía es más profundo el núcleo de su «intimidad». La palabra «íntimo» es el superlativo absoluto de «interior» e indica algo que se encuentra «máximamente en el interior». Si la interioridad es la fragua de la palabra, la intimidad, por su parte, es un lugar silencioso, un espacio secreto que solo puede ser alcanzado por su propietario; un espacio muy valioso en el que podemos dejar que repose lo más personal en nosotros, lo más delicado y lo más profundo. El lugar de la intimidad también está unido a nuestra condición física: un lugar de experiencia más que de palabra, donde el yo de cada uno tiene sus raíces y su fundamento; en lo íntimo de una persona se encuentran las huellas vivas de sus recuerdos, con su colorido personal y nunca compartible por completo.

Nuestra interioridad se alimenta de lo que vive en nuestra intimidad y se enriquece cada vez que logramos reflexionar sobre lo que nos toca en lo más íntimo, y que logramos revestir esta experiencia de palabras. Entonces, la intimidad se hace rica y valiosa en la medida en que nuestro lenguaje es rico y matizado.

En el curso del desarrollo humano, la edad en la que asistimos a la maravillosa novedad del nacimiento de un pensamiento autorreflexivo es la adolescencia. En esta fase, las competencias cognitivas, la capacidad de abstracción, las modalidades de gestión de las emociones, se modifican de forma drástica, como consecuencia de la importante reorganización de las estructuras cerebrales. El adolescente adquiere las capacidades de contrastar de forma crítica sus sensaciones, sentimientos y pensamientos con los mensajes que recibe del mundo externo, y de valorar cada experiencia también en función de la resonancia que provoca en su interior. A partir de este momento, tiene la valiosa posibilidad de emprender un recorrido reflexivo, por el que la experiencia se puede transformar en pensamiento y palabra, para convertirse en parte integrante de la conciencia de sí mismo.

Pero decir «posible» no significa decir «automático», ni «seguro». La adolescencia, que es un tiempo de inquietud en torno a la identidad, se puede convertir fácilmente en un lugar de dispersión, donde era para el crecimiento.

En la actualidad, la experiencia de «vacío» tan frecuente en adolescentes y adultos, y que es la primera causa de las numerosas «dependencias» que nos encontramos —dependencias de comida, drogas, sexo, juego etc.— deriva precisamente del desarrollo de identidades sin interioridad. Corremos el riesgo de que la inquietud sana y vital de los adolescentes se enrede por caminos de una emotividad vuelta fin en sí misma, incapaz de traducirse en reflexión sobre el yo y sobre la vida: esto conduce a un «Yo» sin profundidad, agotado por las imágenes y sensaciones que de vez en cuando le golpean y le atraen.

A nuestros hijos les cuesta cada vez más estar solos consigo mismos para «escucharse». Están perdiendo el placer de la palabra que ayuda a reflexionar: una palabra que solo puede nacer de la cultura, transmitida con pasión por el adulto. El primer problema importante es, entonces, tener palabras para transformar la inquietud en preguntas: preguntas personales, en busca de una respuesta única e igualmente personal. Mirar dentro de uno mismo y hacerse preguntas es el camino para desarrollar el propio mundo interior. Allí se encuentra la fuente de la creatividad, que es fuente del bienestar psíquico, y solo desde allí se puede empezar a dar una dirección significativa a la propia vida, y a construir relaciones que sean un encuentro verdadero y auténtico.

28.
POR QUÉ LA RESPONSABILIDAD ES ANTIPÁTICA

QUISIERA ROMPER UNA LANZA a favor de una palabra que se suele colocar injustamente entre los términos antipáticos, pesados y amenazadores. Me refiero a «responsabilidad», que se considera a la vez como necesaria y temible. Es un término que, cuando se refiere a las relaciones, trae un reclamo a las obligaciones, y estas pueden restar libertad y ligereza a la vida.

Entre todas las decisiones que comprometen a nuestra responsabilidad, las más problemáticas para la mentalidad actual parecen ser la de casarse y, todavía más, la de traer hijos al mundo. A este propósito, los medios de comunicación informan de un constante aumento del número de *singles* y de que estar bien con uno mismo es el imperativo del momento. Parece que el objetivo es estar libres de cualquier responsabilidad hacia cualquiera fuera de uno mismo, para gozar del placer de relaciones siempre nuevas y emocionantes.

La relación hombre/mujer logra escapar, al menos parcialmente, a una responsabilidad definitiva, cuando deciden tener relaciones fluidas. El vínculo entre padres e hijos, en cambio, sigue siendo un ámbito de responsabilidad inevitable y definitiva, porque es un vínculo inescindible en sí mismo. La percepción de esta verdad se cuenta entre las principales causas del actual descenso de la natalidad: el nacimiento de un hijo despierta un agudo sentimiento de ansiedad porque sabemos que su vida —también cuando lo hemos buscado/querido— nos enfrenta a lo desconocido, imprevisible y definitivo. Un hijo nunca se puede integrar en nuestros proyectos de autorrealización, porque es una persona dotada de su propia voluntad y libertad. Acogerlo significa aceptar una aventura que solo vamos a poder controlar mínimamente, y que nos puede exponer a la alegría, pero también al dolor; a satisfacciones, pero también a frustraciones. Un hijo cambia la vida sin marcha atrás, y nos pide que aceptemos el riesgo de una verdadera novedad que, aunque tenga su origen en nosotros, nunca vamos a poder controlar por completo. Traerle al mundo es una gran responsabilidad. ¿Pero es así de negativa y terrible la responsabilidad?

La etimología de la palabra no es amenazadora en absoluto. Responsabilidad es un sustantivo que tiene su origen en el verbo «responder», una de las palabras centrales y más bellas de la comunicación y de la relación. Asumir la responsabilidad de algo o de alguien significa responder a una llamada.

Escuchar y responder representan el núcleo de toda relación plenamente humana, a partir del nacimiento. La condición humana es frágil: nacemos inermes, necesitados de todo, incapaces de proveernos a nosotros mismos. El llanto del recién nacido es su primera reclamación al mundo: una llamada que pide como respuesta la adopción a hijo. Sin alguien que sea para él padre y madre, el niño permanecería profundamente solo, sujeto solo a las leyes de su propia necesidad.

Así, lo que nos constituye realmente en «hijos» es el momento en que alguien asume una responsabilidad definitiva sobre nosotros. Pero no se trata solo de una responsabilidad individual, cuanto de una cadena de responsabilidades relacionadas entre sí: la del padre hacia el niño que acaba de nacer, pero también hacia la mujer a la que ha hecho madre; la de la madre hacia el hijo al que ha parido y que le necesita, pero también hacia el hombre que la ha hecho madre. Esta cadena de relaciones es el fundamento de la familia, un lugar en el que cada uno «responde» al otro y del otro al hacerse cargo de él en el tiempo y al construir un vínculo que reclama la consolidación, para poder garantizar a todos sus miembros cuidado, protección, y desarrollo. Esta cadena de relaciones, integrada por continuas llamadas y respuestas —aunque estas sean imperfectas— es también la mejor protección que tiene el ser humano de la experiencia de la soledad y del miedo a la muerte. Asumir la responsabilidad uno de otro, aceptando el vínculo, sigue siendo, por tanto, la mejor de las decisiones, a pesar de las inevitables dificultades.

Llegados a este punto, tal vez sea oportuno recordar que, aunque en inglés la palabra *single* tiene una resonancia ligera y agradable, en italiano su significado literal es «solo», «singular», «separado», «individual», y ninguno de estos términos tiene una resonancia igualmente divertida.

La experiencia de cada día nos enseña que, en la vida concreta de las personas, los vínculos todavía conservan todo su valor, y que el cuidado invertido en mantenerlos y hacer que florezcan nunca se ha revelado como tiempo desperdiciado.

29.
EL PLACER DE LA DIFERENCIA

ACTUALMENTE, ES DIFÍCIL TRATAR el tema de la masculinidad, la feminidad y de la diferencia entre ambas.

El pensamiento feminista, que había nacido para reivindicar justamente la paridad de la mujer y la superación de las desigualdades con el hombre, nos ha llevado a superponer el tema de la desigualdad al de la diferencia sexual. Nos lleva también a sostener que el vínculo específico de su cuerpo con la maternidad hace que la mujer esté sujeta al hombre, limita su libertad de elección y le impide vivir la sexualidad con el mismo placer que el varón. Por ello, una vez liberada del binomio obligado sexo-hijos, la mujer podrá por fin conocer la misma libertad y el mismo placer del varón. Una vez eliminada la diferencia sexual, la relación con el hombre será igualada y, en consecuencia, mejor. Por desgracia, la experiencia concreta de los hombres y de las mujeres de hoy parece indicar que todo esto es insuficiente:

aunque conozcamos la forma de excluir la procreación del sexo y hayamos nivelado nuestros comportamientos sociales y sexuales, la relación hombre-mujer no ha mejorado y tampoco somos más felices.

La realidad es que la diferencia entre «masculinidad» y «feminidad» es muy profunda, y que no se trata solamente de una cuestión de roles, de comportamientos, de inclinaciones afectivas. El hombre y la mujer son irreductibles entre ambos porque, por medio de su diferencia sexual, encarnan dos declinaciones diferentes de la común humanidad. Lo que nos distingue no se refiere solo al modo de engendrar, sino a toda la dinámica del deseo y del placer, que son y serán siempre el lugar de la más profunda diferencia. Se trata de una diferencia ineludible e insuprimible, no importa lo mucho que tratemos de hacer que nuestros comportamientos sean similares: ninguna mujer va a experimentar nunca el placer según la modalidad del varón, y ningún varón va a tener nunca las mismas sensaciones de una mujer. Nuestra anatomía, nuestra fisiología, nuestra psique y nuestra alma participan del deseo de un modo muy diferente, e ignorar esta realidad nos vuelve extraños e infelices, incapaces de un intercambio de amor. Del mismo modo, nos hace infelices olvidar la diferencia que existe entre un placer sustancialmente autoerótico y el placer profundo y duradero que puede surgir en una relación verdadera de amor y de intercambio.

Tal vez no nos demos cuenta de que estamos inmersos en una sexualidad sustancialmente autoerótica. No se trata solamente de esa modalidad abiertamente pornográfica y masturbatoria, sino que también lo es la que se vive en pareja, y en este punto no importa si es hetero u homosexual. Es autoerótica —aunque vivida en pareja— la sexualidad de quien no ve ni busca en el otro un verdadero compañero relacional, sino sobre todo un objeto del deseo, alguien que satisfaga mi necesidad, alguien que me haga tener las sensaciones que busco. La única novedad es que ya no es solo el varón quien piensa en el sexo como una pura satisfacción del propio placer: también la mujer. Maestra potencial de las relaciones, en demasiados casos ha renunciado a conocer y a amar su propia diferencia, la cual le sugería, entre otras cosas, el modo de ayudar al hombre a transformar su necesidad en deseo. Al reivindicar para ella lo que imagina como una dimensión de la libertad, muchas veces ha acabado por hacerse aún más esclava de las exigencias del varón.

Con todo, este «consumar» el sexo que hoy es común a la masculinidad y a la feminidad es justamente lo que apaga el deseo, lo empobrece y lo vacía, porque la simple repetición del circuito necesidad-satisfacción no puede saciar a una criatura tan compleja como el ser humano.

Me parece necesario afirmar que la sexualidad humana, don precioso del Creador también en el placer que lleva consigo, da sus mejores frutos allí donde no se niega la diferencia, sino que se la reconoce, valora, y explora con respeto. La sexualidad humana es verdaderamente saciante solo allí donde nos fiamos, donde nos confiamos, donde descartamos la idea del amor como una técnica y del sexo como una prestación; donde el hombre y la mujer se quieren, y cada uno de los dos protege la intimidad del otro como un don que atesorar.

30.
EL LÍMITE COMO RECURSO

LA FAMILIA, LUGAR INSUSTITUIBLE de las relaciones más íntimas, es, precisamente por eso, también el lugar en el que se pueden producir las heridas más profundas y personales, esas que dejan un signo indeleble en el alma. Es la herencia del pecado original: ese que ha hecho que nuestros oídos sean sordos y nuestros ojos ciegos, y que nos hace tropezar constantemente en el esfuerzo por comunicarnos. Ninguno de nosotros está libre de esta experiencia: si nos pensamos como hijos, también junto al mayor afecto encontramos sensaciones de injusticia e incomprensión, de celos y soledad. Redescubrimos las peleas entre los padres, los conflictos con los hermanos, la dificultad de crecer. Cuando nos hacemos adultos, encontramos el amor, proyectamos el futuro; y pensamos en construirlo de un modo nuevo, distinto, evitando aquellos errores que nos habían hecho sufrir: si los padres peleaban, nosotros no vamos a pelear; si hablaban poco, nosotros vamos a ser capaces de comunicar. Vamos a ser atentos y comprensivos con nuestros hijos, les ayudaremos a crecer sin hacerles sufrir.

En realidad, no va a ser siempre así: el límite presente en nuestra naturaleza hará que también nosotros seamos padres y cónyuges imperfectos. Tampoco a nuestros hijos les van a ser ahorradas las heridas que nos han acompañado en nuestro camino hacia el ser hombres y mujeres adultos. Aunque queremos a nuestros hijos, nuestros límites harán que nosotros también tengamos la experiencia de herirles: una experiencia difícil de aceptar, sobre todo cuando, al verlos crecer, reconozcamos en sus fragilidades y sus defectos el reflejo de esas mismas debilidades nuestras. Muchas veces tendremos la experiencia de ser nosotros los padres bajo acusación: con asombro, y con un malestar incrédulo, oiremos que se nos echan en cara las mismas cosas que nosotros habíamos reprochado a nuestros padres. Por eso, es necesario hacer las paces con esta verdad: todas las relaciones, incluidas las más bonitas y valiosas, están marcadas por la imperfección y nos exponen al dolor de la incomprensión.

Pero este dolor no es necesariamente destructivo. Es, sobre todo, una brecha por la que se puede abrir un descubrimiento: los padres y los hijos, en la estupenda casa común que representa su vínculo, reciben siempre la posibilidad de crecer mediante el proceso de un perderse y reencontrarse recíproco.

Precisamente en esto consiste el núcleo central de la maduración personal: reconocer en el límite —el propio y el de los demás— algo inevitable que no es necesariamente culpable. En las relaciones familiares auténticas ningún episodio, aunque sea doloroso y difícil, constituye por sí mismo una hipoteca definitiva sobre el futuro personal y el de las relaciones. Todo depende de lo que podamos aprender con él. Pero para ello es necesario llegar a ser capaces de dejar atrás el pasado, de no rumiar sobre los errores sufridos, y no pretender resarcimientos imposibles. La obstinación en pretender un resarcimiento solo lleva a desperdiciar numerosas ocasiones buenas que tiene la vida.

El pasado nunca se puede cambiar, aunque se puede comprender, porque la vida de cada uno de nosotros es una historia única e interesante, que hemos de aprender a interpretar. Si lo hacemos, descubriremos que nos encontramos inmersos en una trama de relaciones, compleja y apasionante, en una cadena que cruza las generaciones y en la que cada uno es siempre creditor y deudor al mismo tiempo. Descubriremos que todos necesitamos perdonar y ser perdonados. Para hacerlo, no hay que esperar a que los demás den el primer paso, y sean capaces, por fin, de reconocer los errores que han cometido con nosotros. Perdonarles también puede ser un recorrido en un solo sentido, una decisión unilateral que supone, sobre todo, un cambio en nuestro corazón.

Si lo intentamos, nos daremos cuenta de que esas cosas que antes nos hacían daño, ahora dejarán de dolernos, y que nos hemos hecho más adultos y libres.

31.
¿QUÉ ES UNA MUJER?

El Día de la Mujer de este año ha pasado sin pena ni gloria, porque las noticias preocupantes sobre el coronavirus lo han llevado a un segundo plano. No obstante, la reflexión sobre la feminidad no puede ni debe interrumpirse. Las mujeres, además de ser la puerta de acceso a la vida, son también las primeras educadoras naturales del hombre. Su conciencia de sí mismas y de su rol puede contribuir a cambiar verdaderamente el mundo.

La mujer tiene que hacer frente, desde siempre, al desafío de dar una dirección al instinto del hombre. La naturaleza nos ha hecho distintos. El varón tiene genitales externos, en los que se concentran desde la primera infancia todos los estados de excitación; está en posesión de un órgano que «reacciona» y que con el tiempo tiene que aprender a gobernar. La mujer, en cambio, tiene genitales ocultos, secretos, que son una fuente de sensaciones difusas; con el tiempo tiene que aprender a conocerlos y a darles su justo valor.

Solo paulatinamente, la mujer adquiere consciencia de que su cuerpo está dotado de un espacio interno capaz de acoger la vida. Cuando aprende a escucharlo, su instinto la guía a percibir su valor, y le hace sentir la necesidad de protegerlo.

En el juego de las partes, tal y como la naturaleza de sus cuerpos lo ha definido, la mujer siempre se ha visto revestida de un rol aparentemente «castrante» en relación con el varón. El desorden impulsivo del instinto sexual masculino siempre le ha exigido protegerse, y le ha sugerido con inteligencia las estrategias para guiar al varón hacia el respeto y la espera, que son necesarios para que la relación llegue a ser suficientemente confiable. Tal vez también por esto la dirección de los aspectos educativos ha estado desde siempre en manos de las mujeres, que por instinto conocen la necesidad de que el mundo de las relaciones no esté gobernado solo por las reglas de la fuerza y por la ceguera del impulso.

El aprendizaje del control sobre sí mismo y la capacidad de poner su potencia al servicio de la capacidad de amar son competencias complejas para el varón, que requieren tiempo y que muchas veces se aprenden, como cualquier experiencia humana, a base de ensayos y errores. Un hombre con capacidad de amor y respeto no es fruto la casualidad, sino que toma su forma mediante un proceso de aprendizaje que siempre empieza entre los brazos de una mujer. Para aprender un amor que pueda incluir también la ternura y la responsabilidad, el hijo necesita ser educado por una madre que le aprecie como varón y que no tenga miedo de su fuerza vital, a veces incluso agresiva, pero que sepa resistir a sus pretensiones de ver inmediatamente satisfecha cualquier necesidad. La «buena educación» y las «buenas maneras», hoy tan pasadas de moda, encuentran aquí su mejor raíz. Suponen una «contención» que ejerce la madre en relación con los aspectos más impulsivos de la masculinidad, que es necesaria para que el hijo sepa percibir cuál es la «distancia de respeto» que se debe establecer en la relación con el otro y con las mujeres que va a conocer, después de ella.

La espera, también en el campo sexual, es el espacio necesario para que la necesidad se pueda convertir en deseo y el deseo en amor. Pero hay algo más: la capacidad de retrasar la satisfacción de un impulso y la capacidad para tolerar espacios de espera entre una necesidad y su satisfacción, también permiten el desarrollo del pensamiento y facilitan el impulso creativo. Por eso, la civilización y la cultura tienen una gran deuda con la sabiduría antigua e instintiva de las mujeres, que ha introducido a los hombres en la dimensión difícil de la espera.

Desgraciadamente, el temor de que controlar el instinto suponga inhibir todo lo relacionado con la vitalidad y el placer, ha hecho que las mujeres de hoy hayan perdido en gran parte la conciencia de su buen poder de «civilizadoras». Pero esto no ha facilitado el desarrollo de una mayor libertad, ni ha asegurado que las relaciones sean más satisfactorias: al contrario, ha hecho más difícil nuestro modo de convivir y está contribuyendo poco a poco a embrutecer el mundo.

32.
EL VALOR DE LA PRESENCIA

ENTRE LAS COSAS MÁS desconcertantes y crueles de esta etapa difícil de la historia se encuentra la repentina prohibición de acompañar a las personas que necesitan un ingreso hospitalario. De forma inesperada, la enfermedad, que ya en la vida individual es fuente de desánimo e inquietud, se tiñe con un miedo nuevo: el de la soledad y del abandono. Es un miedo que arraiga en la parte más antigua y profunda de nuestro ser, precisamente porque la enfermedad nos hace vulnerables y nos remite a nuestras vivencias infantiles. En nuestra fragilidad necesitamos tener cerca a una persona que testifique, con su presencia afectuosa, que somos personas únicas, especiales para alguien, y no solo pacientes o números.

La cuestión se vuelve más delicada aun en el caso de las personas ancianas y nos obliga a hacer frente a una realidad de la que, tal vez, no éramos plenamente conscientes. Nuestro mundo nos ha inculcado el miedo a estar cerca de las personas moribundas. Muchas veces preferimos imaginar que va a haber personas «expertas» que asistan a nuestros ancianos en el momento de la muerte, y que nos ahorren el dolor y el susto. Ahora que no podemos elegir, empezamos a intuir que, ante la muerte, no necesitamos que nos aparten, sino poder vivir todos los pasos que nos permiten despedirnos como es debido de las personas a quienes queremos.

Cualquiera que haya querido a una persona anciana tiene bien claro en su interior que estar cerca de ella en el trayecto hacia la muerte puede tener reservados momentos de especial riqueza. Hace algún tiempo, me contaba una amiga que había pasado muchos meses asistiendo a su padre anciano y enfermo, y que le había dedicado todo el tiempo que le había sido posible. Me confiaba que haber estado a su lado ha supuesto un gran don para ella, porque le ha traído la posibilidad de volver a encontrarse con él a un nivel de profundidad nuevo, y que eso había permitido que los dos se separasen en paz.

También yo tengo grabados en el corazón el recuerdo de los momentos de cercanía con mis padres enfermos. Habría querido que esos momentos fueran más, por la abundante riqueza que me regalaban. He experimentado que el valor de estos momentos depende de las palabras que se puedan decir. Lo que los hace tan valiosos es la concreción de la presencia, la posibilidad de mostrarse recíprocamente el afecto por medio de los gestos esenciales del cuidado.

La relación padres/hijos siempre es compleja, porque es fruto de una gran cercanía que demasiadas veces se puede convertir, con el tiempo, en una distancia sufrida, a veces imposible de colmar. Las palabras no son capaces de expresar acabadamente este vínculo, ni de repararlo cuando ha sido herido a un nivel demasiado profundo. Pero lo que para todos sigue siendo posible, es realizar los pequeños gestos de cuidar uno del otro: padres que asisten a los hijos e hijos que asisten a sus padres, superando las incomprensiones y conflictos que la vida puede haber creado.

El intercambio de afecto con la persona anciana pasa por asumir un cuidado concreto, al que puede responder la humildad y el valor de dejarse asistir, entregándose inermes y confiados en manos de personas más jóvenes.

Cuando vuelvo a pensar en mi madre, recuerdo con enorme cariño el último abrazo sin palabras. Esta mujer que siempre había sido muy fuerte, pero que ya estaba muy frágil, se apoyó en mí, abandonándose, para que yo la sostuviera. Siento todavía su contacto, su abandono, como un mensaje silencioso por el que le estoy inmensamente agradecida.

Haber podido estar cerca de ella ha supuesto recibir el don silencioso de su mano en la mía para que, cuando llegue el momento, yo tenga la esperanza de poder, a mi vez, abandonar la mano en la de mis hijos, en la cadena preciosa de las generaciones.

No poder ayudar a nuestros ancianos en el momento de la muerte nos sustrae la posibilidad de prepararnos a morir con la esperanza de no vernos solos. No estar cerca de ellos entraña el riesgo de interrumpir un momento decisivo del paso de testigo entre las generaciones, un paso que en realidad es necesario para mantener la esperanza viva.

33.
PARA LEVANTARSE
POR LA MAÑANA

¿POR QUÉ NOS LEVANTAMOS cada mañana? Este tiempo de distancia forzada de las actividades acostumbradas está sacando poco a poco a la luz esta pregunta, que es central para nuestra vida.

Nos levantamos para ir al trabajo, o para llevar a los niños al colegio; nos levantamos para ir de excursión, o al restaurante, a ver a los abuelos, o también a Misa... Pero, en este ya prolongado «no poder hacer», ¿qué motivos tenemos para levantarnos?

Es una pregunta que la vida nos suele plantear cuando llega la vejez. Pero, en este caso, lo habitual es que no la tomemos en serio y que nos limitemos a anclarnos al momento presente: las pequeñeces, la supervivencia.

Otras veces es una pregunta que irrumpe en circunstancias especiales, como enfermedades invalidantes, que interrumpen nuestros recorridos acostumbrados, o un luto grave que nos golpea y nos desconcierta. En estos casos, el carácter excepcional del evento transforma la pregunta y la respuesta en cuestiones íntimas y personales.

Ahora está ocurriendo algo distinto. La pregunta se ha generalizado, y afecta a todas las edades y condiciones. En un día cualquiera, muchos de nosotros nos levantamos sin tener un programa definido de cosas «por hacer» que hagan que el día de hoy sea distinto del de ayer.

Entonces, ¿por qué hay que levantarse? Podríamos leer un libro, ver una película, escuchar buena música. ¿Pero para qué? Divagar, entretener, distraer, son actividades que solo tienen utilidad como estrategias de espera.

¿Entonces, qué esperamos? ¿A qué vuelvan a abrir las tiendas? ¿A que todo vuelva a ser «como antes»?

Está pasando algo, en apariencia, extraño. Por un lado, todos deseamos que la vida vuelva a su curso; por otro, algo en nuestro interior se resiste a que todo vuelva a ser como antes. Casi con un sentimiento de vergüenza, las personas más atentas confiesan: «Dudo que de verdad desee una vuelta a la "normalidad"».

Esta normalidad, que no dejamos de echar en falta al mismo tiempo, ahora nos inquieta. Incluye un bullicio que, por costumbre, habíamos dejado de oír, un agobio del que todos nos quejábamos, aunque nos parecía inevitable. Inmersos en aquella «normalidad» no necesitábamos preguntarnos qué hacía que nos levantáramos por la mañana, aunque tal vez se tratara solamente de una pregunta pospuesta, sepultada por la prisa y el ruido.

Si queremos interrogarnos sobre él, ¿qué nos enseña este tiempo suspenso a la fuerza, inquietante, y a la vez dotado de un atractivo inconfesable? ¿Y qué cosas, de las que no podemos tener ahora, nos faltan de verdad?

Tal vez esta situación nos está recordando que para levantarnos por la mañana necesitamos comprender que tenemos una misión que cumplir: algo importante, que nos implique personalmente y que tenga significado.

A este propósito, viene en nuestra ayuda la reflexión de un psicoanalista frecuentemente olvidado, Viktor Frankl, cuando escribía: «La esencia de la existencia humana está en su autotrascendencia. Ser-humano quiere decir ser orientado hacia algo que está más allá o por encima de nosotros mismos, algo o alguien, un significado que realizar, u otro ser humano al que encontrar o amar».

Esto es lo que puede hacer que nos levantemos cada mañana, a cualquier edad y en cualquier condición: sentir que somos necesarios porque tenemos una misión, algo que nos implica específicamente a nosotros y que siempre se encuentra en tensión hacia el otro.

«Todo a tu alrededor» es el eslogan omnipresente, cuyo fracaso se revela hoy. Ninguno de nosotros encuentra realmente suficiente levantarse por la mañana solo para satisfacer sus propias necesidades, verdaderas o presuntas; aunque, tal vez, no damos este nombre a nuestro malestar, todos sentimos la nostalgia de una misión y de un significado. Y nuestra misión, como nos recuerda Romano Guardini, no es algo abstracto o lejano, sino que se encuentra —escondida y muy cerca— precisamente ahí donde estamos: en las características exactas de nuestra biografía. Esa familia, ese trabajo, esa historia, esa personalidad que tenemos... ahí se encuentran el sentido y la misión para nosotros. Esto es lo que debemos descubrir y redescubrir, para que, a la vuelta, el «hacer» no suponga «agobiarse» de nuevo, que el estar juntos sea una verdadera relación, y el fin de nuestra acción no vuelva a ser solo dar respuesta a las demasiadas necesidades inducidas por el mercado.

34.
¿RITO O ENCUENTRO?

¿QUÉ RELACIÓN TIENE LA FE con el alfabeto de los afectos? La realidad es que la fe, cuando es auténtica, tiene que ver con todo: con los afectos, con el pensamiento, con la vida.

En este tiempo tan extraño, la imposibilidad de acudir a los sacramentos y a la Misa hacen que el pueblo cristiano se encuentre ante una situación inédita, que plantea varios interrogantes.

En medio de la discusión abierta en muchos medios de comunicación, me ha hecho reflexionar especialmente un comentario que he visto en *Facebook*. Una persona conocida mía, alejada de la fe, aunque no hostil ni con prejuicios, escribe: ¿por qué los cristianos no pueden renunciar por una temporada a sus ritos para facilitar la salud de todos y del bien común?

Me parece que esta pregunta expresa muy bien la infravaloración generalizada de algo que para los creyentes se presenta, en cambio, como una cuestión decisiva. La pregunta es consecuencia lógica de esta consideración: la Eucaristía es para nosotros «un rito», ciertamente importante, respetable, dotado de un valor simbólico fuerte e identitario. Pero, como todos los ritos, no hay duda de que no es indispensable en un tiempo de crisis, porque la vida concreta va antes que cualquier rito, por importante que este sea. Entonces, ¿es verdad que lo que echamos de menos es un rito? ¿Un rito muy bello, profundo, pleno de significados simbólicos, rico en valor identitario? ¿Se trata de esto?

Creo que es importante dar respuesta a esta pregunta, porque la cuestión pone de manifiesto que hoy es muy profunda la incomprensión del verdadero significado de la fe.

Tendremos que responder negativamente que no se trata solo de un rito, ni de la simple memoria de un evento antiguo. En el Sacramento expresamos nuestra certeza de encontrarnos con Alguien. La fe, para nosotros, consiste en creer que en la Eucaristía encontramos a una Persona viva, concreta y tangible: la Persona del Resucitado. La fe nos dice que no se trata de un encuentro simbólico, sino de un encuentro que tiene la misma consistencia y realidad de un abrazo, es el encuentro con una Persona amada y que nos ama. Nosotros creemos en una Presencia concreta, y vamos con alegría a encontrar concretamente —no simbólicamente— a Alguien a quien amamos.

Si creemos y afirmamos esto abiertamente y con sencillez, de pronto se nos hace evidente también algo que normalmente no logramos percibir con todo su verdadero alcance y que habitualmente no consideramos en toda su profundidad, con todas las consecuencias que podría llevar consigo: la fe en Cristo crucificado, resucitado y siempre presente supone un auténtico salto lógico. A todos los efectos, es un salto a otra dimensión, algo increíble y realmente inaudito. Algo que roza la locura, pero que puede cambiar la vida de verdad. Esta ha sido la maravilla y la dureza del mensaje cristiano desde sus orígenes: el ingreso concreto, físico, de Dios en nuestro mundo. Es la presencia de Dios con un cuerpo que toca, acaricia, ama, sufre, muere. Un Dios muerto y resucitado que no está en otro lugar, sino permanece con nosotros y sigue tocando, acariciando, amando; sigue sufriendo con quien sufre y muriendo con quien muere.

La nuestra es una religión que pone en su centro la concreción del cuerpo, que da valor a la concreción del gesto. El cristiano no vive de símbolos, sino de una realidad más verdadera y real que cualquier otra realidad contingente. ¿Lo seguimos creyendo de verdad?

Tal vez esta imposibilidad de participar en la Eucaristía no solamente hace daño al sacrosanto principio de nuestra libertad de culto. También es una herida que puede abrir un camino; una herida que se puede convertir en una ocasión de enorme valor: la oportunidad de salir de una fe domesticada, que ha perdido su maravilla y su dureza, para recuperar su condición de mezcla de estupidez, escándalo, alegría y posibilidad. Esa fe nos permite tener la mirada libre de quien no necesita enrocarse o defenderse, sino que vive cada circunstancia como una nueva oportunidad: la de participar día tras día en el eterno acto creativo de Dios.

35.
EL ENGAÑO DE LA PORNOGRAFÍA

EN ESTE PERIODO DE AISLAMIENTO forzado, el uso de los instrumentos informáticos ha aumentado más que nunca. Tiene muchos aspectos positivos: hemos aprendido a ser más veloces y eficaces, y a superar los límites del espacio para cultivar las relaciones; hemos experimentado con modos nuevos y creativos de estudiar y de trabajar. Pero internet, que se ha vuelto más potente, ha aumentado también sus insidias, y la primera de ellas es el riesgo subyacente que tiene el consumo de pornografía.

No es sencillo hablar de pornografía, porque la idea más difundida actualmente es que, en el fondo, solo es un juego, y que hay que dejarlo a la libre elección de cada uno. El pensamiento común cree que un poco de pornografía no puede hacer daño a un adulto sano y consciente. Se defiende incluso que el material pornográfico puede llegar a ser un instrumento útil para reavivar el deseo y la fantasía en el contexto de la sexualidad de pareja.

Pero la realidad es que la pornografía es peligrosa. Lo es más que nunca para los niños y preadolescentes; pero lo es también para el adolescente y para el adulto. Su difusión, tan capilar, la increíble dimensión del fenómeno, su «normalización», exigen que se desarrolle urgentemente un pensamiento articulado al respecto.

Este no es el espacio adecuado para tratar el tema en su complejidad, pero pienso que al menos es posible compartir algunas consideraciones, que puedan servir como punto de partida.

No se puede comprender la difusión del fenómeno si no se considera que nuestra cultura ha cambiado por completo su paradigma de referencia en torno al cuerpo y al sexo. Contra cualquier apariencia, estamos inmersos en un mundo que no ama ni el cuerpo ni el sexo, y que tiene un profundo miedo a cualquier idea de intimidad. El cuerpo siempre ha supuesto, en la experiencia de cada uno, la base primera y concreta del concepto de identidad. El cuerpo que hemos recibido, simultáneamente, nos vincula y nos manifiesta: nos pone límites, nos caracteriza, muestra al exterior la parte visible de lo que somos. No dice todo de nosotros, pero es la forma mediante la cual nos conocen los demás y con la que entran en contacto: nosotros *somos*, por eso, también nuestro cuerpo.

Quien ha alcanzado un buen equilibrio identitario vive en conformidad con su cuerpo, aunque sea imperfecto. Cuando ocurre así, la persona es «bella», pero no porque respete unos cánones estéticos concretos, sino porque en ella hay armonía y autenticidad.

Pero hoy, en lugar de ser nervio y base de la identidad, el cuerpo se ha convertido en un objeto de propiedad incuestionable; un objeto para que hagamos con él lo que queramos. Nos sentimos autorizados a usarlo, manipularlo, a servirnos de él como creamos mejor y para los fines más diversos: recibir atención, ejercer un poder, sentir placer. Precisamente porque es instrumento y objeto de posesión, pretendemos que sea perfecto. Los aspectos materiales del cuerpo real se han convertido en fuente de malestar porque querríamos un cuerpo ideal, siempre placentero y seductor; sobre todo, un cuerpo aséptico, inodoro, no vergonzoso.

¿Y qué decir del sexo? También el sexo real es vergonzoso. El encuentro real entre los cuerpos reales supone aceptar también imperfecciones y límites. El sexo y el cuerpo reales están definitivamente lejos de nuestras idealizaciones: nos fijan al límite. Y por eso, para manifestarnos libremente al otro necesitamos un contexto de confianza y de intimidad protectora, que tutele nuestra vulnerabilidad.

La remoción de las relaciones entre cuerpo, sexo e identidad es el terreno perfecto para el desarrollo de una sexualidad desvinculada de la relación. La relación, en efecto, es fruto del contacto entre dos identidades. Si el cuerpo no expresa una identidad, sino solo una forma, el intercambio con otro cuerpo, que a su vez se ha convertido en un objeto, no da origen a ninguna relación. Por muy excitante y placentero que pueda ser, ese intercambio nos deja profundamente solos. Y en este contexto cultural encuentra espacio la pornografía: una búsqueda de estímulos cada vez más excitantes, para disfrazar soledades cada vez más profundas.

36.
LA SINTONIZACIÓN «PRIMARIA»

CUANDO DISCUTIMOS CON LAS personas a las que más queremos notamos un dolor especial, difícil de definir. Es una mezcla de desilusión, rabia, desaliento y soledad. Se produce porque la incomprensión vuelve a activar en nosotros viejas marcas, relacionadas con un tema poco conocido pero fundamental: el de la «sintonización primaria».

La criatura humana nace especialmente frágil y necesitada. Sus sentidos, que empiezan a desarrollarse ya durante la gestación, son solo una guía insuficiente para orientarse. Tenemos una total necesidad de que nos acoja alguien que desempeñe con nosotros una función de mediación, a la que el psicoanalista D. Winnicott definía con tres palabras: *holding, handling, object presenting*. Significan lo siguiente: «aguantar» —tener con seguridad/ sostener—, «agarrar» —tocar con amor—, y «presentar los objetos» —dar a conocer el mundo—. Para hacer esto, el adulto tiene que salir antes al encuentro, empáticamente, de las necesidades del recién nacido: imaginarlas, «sentirlas». Como en todas las cosas verdaderamente importantes, no es prioritario «hacer» algo, sino adoptar una actitud de escucha. Y esa actitud requiere invertir tiempo, atención y paciencia para crear el espacio mental acogedor que es necesario para que se produzca el encuentro satisfactorio entre las necesidades del niño y la respuesta del adulto.

La gestación, con el intercambio infinito de mensajes físicos y psíquicos que durante nueve meses relacionan a la madre y al pequeño, predispone especialmente a la mujer a esta competencia. De todas formas, no es automática ni puede darse por descontada, porque exige ralentizar los ritmos y afinar los sentidos. Pero, si la mujer acepta la pasividad aparente que se requiere de ella, descubre el placer profundo del contacto con la criatura que lleva en su interior. El fruto bueno de todo esto es, precisamente, la capacidad de sintonización; la madre y su pequeño logran «entenderse»: sin palabras, mediante el continuo intercambio de señales imperceptibles —mirada, modulación de la voz, tono muscular— crean una comunicación circular eficaz en la que ambos se sienten saciados.

La experiencia de una buena sintonización primaria es fuente de confianza en la bondad de uno mismo, del mundo y de las relaciones. Su ausencia o insuficiencia, por el contrario, constituye un obstáculo importante; el niño crece con eso que otro reconocido estudioso, J. Bowlby, definía como un estilo de «apego inseguro», y su percepción va a ser la de una mayor precariedad y amenaza de las relaciones.

Cada uno lleva consigo a la vida adulta esta vivencia originaria; tenemos dentro el deseo de repetir la buena experiencia conocida, o el de poder tener por fin una experiencia satisfactoria, que pueda corregir la antigua falta. Esto vale sobre todo en las relaciones afectivas, en las que se vuelve a presentar radicalmente el tema de la confianza y del confiarse. La experiencia de un amor correspondido es precisamente la de encontrarse en plena sintonía y en la misma longitud de onda que el otro. Por este motivo, dejar de entendernos con las personas queridas es tan doloroso: la sintonización se interrumpe y la señal se vuelve incomprensible, lo que nos deja desanimados. Sabemos bien que no es una cuestión de palabras. Cuando la sintonía se interrumpe, es frecuente que las palabras solo empeoren las cosas. Cada uno responde de modo diferente al dolor psíquico que deja esta experiencia inevitable, según su estilo de apego: la persona confiada logra con más facilidad esperar y volver a intentar; en cambio, la persona desconfiada siente un fuerte impulso a retirarse o a atacar.

Es importante conocer esta dinámica en nosotros mismos y reconocerla en los demás: nos hace recordar que todos somos vulnerables, ayuda a no juzgar, sugiere posibles estrategias para remendar los vínculos cuando se rompen. Pero también muestra la necesidad preventiva de tutelar y cuidar el espacio precioso de la primera relación madre-niño, antes y después del nacimiento: un espacio que hoy es cada vez menos valorado y protegido, al que se ha privado de su especificidad.

37.
CON-TACTO

LA PALABRA «ALFABETO» LLEVA inmediatamente a pensar en el lenguaje. Comprender las palabras que designan los afectos y profundizar en su verdadero significado permite superar malentendidos y manipulaciones, para recuperar la densidad preciosa de las relaciones. Pero el primer alfabeto a disposición del ser humano no está formado por palabras. Antes de que las palabras se hagan inteligibles, tanto los afectos como el conocimiento utilizan otros canales: son los cinco sentidos, puertas de acceso a todas las informaciones que necesitamos. A través de los sentidos hacemos la experiencia del mundo y de las relaciones.

Entre todos los sentidos, que tienen su especificidad, el tacto se distingue porque es un sentido «difuso» que, de alguna manera, construye el «clima de fondo» sobre el que se organizan todos los demás sentidos. La percepción táctil es muy compleja, y no se refiere solo a las sensaciones superficiales. Por medio del tacto percibimos placer, dolor, temperatura, vibración, consistencia de los objetos, pero también la presión, forma, movimiento, posición del cuerpo en el espacio. Además, por medio de la piel, que es el lugar privilegiado del tacto, percibimos el límite de nuestro cuerpo con su identidad, y a la vez la posibilidad se estar en contacto con los demás y con su identidad: un concepto que expresa el psicoanalista Didier Anzieu con la sugerente metáfora del «Yo-piel».

En el momento del nacimiento, todos nuestros sentidos se enfrentan a grandes cambios en la percepción, que requieren un tiempo de adaptación: está la novedad de la luz, la nueva intensidad de los sonidos, la de los olores y los sabores del mundo extrauterino. También cambia la experiencia táctil, porque hay un paso de la humedad y la temperatura agradables del líquido amniótico a la sequedad del aire; de la fluidez del movimiento en el agua al sentido de la gravedad del cuerpo en el espacio. Es un espacio que se abre inesperadamente, que carece de protección, que es fuente de desaliento para el recién nacido. Lo que le calma y le conforta en ese momento es el contacto con la piel de la madre, el contacto con otro cuerpo que abraza, que acaricia, que contiene, y que así hace percibir la existencia positiva de un límite seguro.

Durante un tiempo muy prolongado, el intercambio de mensajes afectivos entre el recién nacido y las personas que le cuidan está mediado por el con-tacto. No serían suficientes la sonrisa, el tono de la voz, el buen sabor de la leche: el ser humano necesita ser tocado y tocar, ser abrazado y abrazar. De este modo, en el mundo humano hay un segundo alfabeto, que acompaña al verbal y lo integra: un alfabeto que necesita de la proximidad espacial y que no puede conformarse con la cercanía virtual.

Necesitamos darnos un apretón de manos, o unos golpecitos en el hombro, acariciarnos. El amor y la amistad serían inimaginables sin el contacto entre los cuerpos. Además, en los momentos de dificultad o de fragilidad, por este canal de comunicación no verbal podemos recibir confirmación y consuelo, mucho más que por medio de las palabras. Lo saben bien las personas enfermas, que desean encontrar a alguien que sepa asistir concretamente y con amor a su cuerpo, vuelto vulnerable por la enfermedad, y que sienten la necesidad de contar con presencias concretas, aunque silenciosas. Lo sabe la persona moribunda, que necesita la presión sincera de una mano amiga, más que palabras que traten de ocultar o negar la verdad y la seriedad de lo que ocurre. Pero exactamente igual que las palabras, los gestos también necesitan de un aumento de consciencia; también el alfabeto de los gestos se puede y se debe enriquecer y refinar progresivamente, para aumentar continuamente su capacidad de transmitir significados personales, modelados de la forma más adecuada a cada relación.

El tiempo en el que vivimos nos ha hecho desconfiar de los gestos más simples y espontáneos con los que acostumbrábamos a ponernos en contacto. Todos los echamos de menos. Esperemos que este hecho nos ayude a darles un nuevo valor y a saborearlos de un modo más consciente y agradecido.

38.
SABER CUSTODIAR

ESTOS DÍAS ME ACOMPAÑA UNA palabra muy hermosa: «custodiar». He vuelto a escucharla recientemente en la lectura del Génesis —*Dios puso al hombre en el jardín del Edén para que lo cultivase y lo custodiase*— y se ha instalado en mi mente, donde enseguida ha sintonizado con otras palabras escuchadas muchas veces —*¿Acaso soy yo el custodio de mi hermano? / El Señor te custodie y haga que su rostro resplandezca sobre ti / María custodiaba todas estas cosas, meditándolas en su corazón*—[1].

Además, al igual que muchas otras personas, encuentro la invocación cotidiana que dirigimos al Ángel [custodio], en la que pedimos su protección[2]: en ella

---

[1] Retocamos un poco los términos más habituales de las traducciones españolas de los textos citados, para respetar el énfasis de la autora sobre el término "custodiar", que sí está en las traducciones italianas (NdT).

[2] Se refiere a una antigua plegaria cristiana: *Angele Dei, qui custos es mei, me, tibi commisso pietate superna, illumina, custodi, rege et guberna*. "Ángel de

lo llamamos nuestro custodio, sin preguntarnos nunca el sentido de este apelativo y sus implicaciones. ¿Qué significa «custodiar»?

El diccionario recoge diferentes matices de significado: vigilar algo con atención para evitar que sufra daño; cuidar, asistir; preservar del peligro, proteger, conservar. En el lenguaje común también se habla de custodiar un secreto, en el sentido de guardarlo para sí, como corresponde a una confidencia dada en confianza. Todos estos matices están unidos por un mismo hilo conductor: custodiar algo o a alguien significa, en primer lugar, tener conciencia de que se trata de algo importante, que tiene un valor, y que por eso merece todo nuestro cuidado, atención y protección. La actitud de custodiar siempre se dirige a lo que es muy valioso y que, por consiguiente, es digno del tiempo y del esfuerzo que dedicamos a protegerlo.

El custodio vela, vigila, porque sabe que un tesoro está expuesto a un peligro, y no minusvalora los riesgos. Custodiar supone asumir una responsabilidad: cuanto más valor tiene lo que se custodia, tanto mayor será necesario un cuidado atento, aunque sea a costa de algún sacrificio personal. Ser custodios de algo y, sobre todo, de alguien, también implica reconocer una distancia de respeto entre uno mismo y el objeto: ese algo o alguien tiene un valor en sí mismo: un valor independiente de nosotros y que nos trasciende; nunca tenemos, en ningún caso, plena propiedad sobre él. La actitud de custodiar implica, en este

---

Dios que eres mi custodio: a mí, que te he sido encomendado por la suprema piedad, ilumíname, custódiame, dirígeme y gobiérname" (NdT).

sentido, reconocer que nada nos pertenece del todo, sino que más bien la generosidad de la vida confía todo a nuestros cuidados. Pensando sobre esta palabra un tanto inusual, me he preguntado cuáles son las cosas y las personas que hoy estamos dispuestos a custodiar de verdad: ¿a qué damos valor? ¿Por qué estamos dispuestos a regalar el tiempo, la atención y el cuidado que requieren las cosas de gran valor?

Creo que el verbo «custodiar» tendría que recuperar un espacio, en primer lugar, en el léxico familiar, para recordarnos que la familia es el lugar de nuestras relaciones más valiosas y que, por ello, el primer deber en una familia es custodiarnos mutuamente. Quiero destacar que custodiar es un verbo activo, de decisión personal; no es esencial que el otro corresponda a mis cuidados: es suficiente con que sea yo quien reconozca el valor que tiene para mí.

Si algo tiene de verdad valor, su custodia supone un deber que va más allá del vaivén de las emociones y de los humores, porque custodiar es lo contrario de disipar. Eso a lo que reconozco un valor merece ser preservado y también reparado, no va a ser desechado a la primera dificultad. El mismo acto de custodiar, el tiempo y la atención dedicados, contribuirán a aumentar su valor, para hacerlo aún más valioso y digno de cuidado. En consecuencia, debemos custodiar en primer lugar nuestro matrimonio, a los hijos, a los padres, a los hermanos: todas las relaciones que forman el tejido viviente de nuestra vida. Pero esto no es todo. Cultivar y desarrollar en nosotros la actitud de custodiar nos enseña la necesidad de ampliarla más allá del circulo estrecho de nuestros seres queridos, y nos capacita para responder a aquel primer mandato: custodiar y cultivar el jardín de Edén. Ciertamente, para esto nos será de ayuda la conciencia de estar, a nuestra vez, custodiados personalmente como objetos de gran valor precisamente por el ángel al que saludamos cada mañana.

39.
RELACIONES ASIMÉTRICAS

¿PODEMOS EJERCER, TODAVÍA, alguna forma de autoridad con nuestros hijos?

La pregunta me parece importante; porque los padres de hoy en día han desarrollado una gran sensibilidad hacia el derecho al amor que tiene todo recién nacido, pero posiblemente son menos sensibles hacia otro derecho fundamental: el de ser educado, es decir, acompañado en el conocimiento de algunas orientaciones necesarias para navegar por la vida.

El diccionario define la autoridad como «la facultad legítima de ejercer un poder». Por eso, la persona dotada de autoridad ejerce un poder, lo cual conlleva admitir una asimetría en la relación.

Es innegable que en la relación entre padre e hijo —sea este niño o adolescente— está presente una asimetría. No se trata de una diferencia de valor, sino de experiencia: la fragilidad del niño reclama la responsabilidad del adulto a quien ha sido confiado, para que le cuide y a la vez le guíe para hacer experiencia del mundo que va a tener que encarar. Precisamente por esto, no existe —no puede existir— una relación educativa que pueda definirse como neutral. Se quiera o no, el adulto siempre influye sobre el niño: con las palabras, el comportamiento, la mirada, le transmite la satisfacción, la desilusión, las expectativas que alimenta respecto a su modo de ser.

Por eso, la cuestión central de la educación es: ¿De qué forma quiere ejercer el educador su inevitable influencia? Para afrontar esta cuestión es necesario responder antes a una pregunta-clave: ¿Qué consideramos como bien para la persona confiada a nuestros cuidados? La respuesta apela al sistema de valores, explícitos o implícitos, de aquel que debe usar su autoridad para educar. Pero en el seno de la familia, el tema de la autoridad se declina de forma diferente en el padre y la madre, y el elemento decisivo para esa diferencia es su relación distinta con el tema de la necesidad.

La madre, que ha llevado al hijo dentro durante largo tiempo, tiene con él un fuerte vínculo biológico. Por eso, siente como deber primario el de asegurar su supervivencia y desarrolla un «código» que la impulsa a protegerlo de la experiencia de la privación y del dolor. En su relación con la madre, el niño descubre la confianza en que sus necesidades serán atendidas; pero también tiende a interpretar su necesidad como un derecho que siempre debe encontrar satisfacción.

El padre, en cambio, entra en la vida del hijo de un modo indirecto, a través de la madre; su paternidad empieza con un acto voluntario de reconocimiento del hijo. El vínculo entre ambos, por tanto, tiene un fundamento menos biológico y más cultural. Esta mayor «distancia» permite que el padre se sienta menos condicionado por las necesidades del hijo, y le da la posibilidad de desarrollar un «código» que se basa en estimularle a la autonomía y a aprender cómo enfrentarse al sufrimiento y al esfuerzo. En su relación con el padre, el hijo puede aprender que la necesidad es algo controlable. Aunque —como ha descubierto con la madre— sus necesidades merecen ser escuchadas, no toda necesidad puede ni debe ser satisfecha a toda costa: solo cuando aprendemos a controlar llegamos a ser libres para elegir, y solo si aprendemos a esperar y a elegir tendremos acceso al deseo.

La diversidad de los «códigos» conduce con facilidad al conflicto cuando hay que decidir qué modos se van a seguir en la educación de los hijos. La madre teme que el padre ejerza una autoridad tiránica que haga sufrir al hijo, que lo rechaza y le aleja. Pero el padre, por su parte, aunque intuye el valor del código materno, lo teme: tiene miedo de una forma simbiótica que convierte al niño en un tirano, ahoga su crecimiento y resta legitimidad a su autoridad.

¿Qué hacer, entonces? Hemos de entender que no somos intercambiables: nuestro rol es específico y de alto valor, y cada uno de los dos tiene que reconocer, aceptar y sostener la modalidad legítima del otro, para que se puedan integrar. Nos va a ser de ayuda preguntarnos qué es «el bien» para ese hijo, mientras imaginamos qué tipo de hombre o de mujer querríamos ver en él como adulto; así tendremos menos miedo para ejercer nuestra autoridad hacia él, para decirles los "sí" y los "no" que hacen falta para crecer.

40.
UNA PERSONA BUENA

SI TUVIERA QUE ELEGIR ENTRE las dotes cuál es esencial para elegir a la persona con quien compartir la vida, diría que la más importante en términos absolutos es encontrar a una persona «buena». No es que sean irrelevantes la belleza, la inteligencia, la iniciativa, la capacidad de tener éxito, pero ninguna de estas dotes es por sí sola decisiva para la vida en común.

A lo largo de los años me he convencido de que para convivir bien y quererse cada día como si fuera único lo más necesario es aprender a hacernos personas buenas.

La bondad no está muy de moda, y quizá nunca lo ha estado. Se entiende como una característica de los perdedores, de los débiles y de quienes dejan las cosas estar con tal de no tomar posición; o de quienes no son capaces de defender su propia posición, de defender y afirmar sus propios derechos. La bondad parece, entonces, una cualidad triste, reservada a quienes carecen de otros recursos más interesantes.

Además, con mucha frecuencia se confunden la bondad y el buenismo. Esta es una especie de indiferentismo superficial, complaciente y empalagoso, que indudablemente no puede atraer a nadie. ¿Pero qué significa ser «buenos»?

Romano Guardini —un autor que me es muy querido y a quien cito con frecuencia— nos sorprende con esta brillante definición: «Un hombre bueno es alguien que tiene una buena opinión de la vida».

Tener una buena opinión de la vida no es banal, porque la mayoría de nosotros piensa que es mucho más natural hablar mal de la vida y tener una mala opinión de ella. Por lo demás, la vida está llena de dificultades: limitaciones, desgracias, prepotencias, injusticias están al orden del día; las personas nos hacen daño, las cosas se nos resisten, los contratiempos nos irritan. Parece que lo más sensato es acorazarse, preparando defensas que la mayoría de las veces son preventivas, que sirven para impedir que nos hagan daño. Además, a muchas personas la vida les parece como una promesa incumplida; una vez superada la infancia, hoy tan adorada, y la adolescencia, tan falta de responsabilidad, la vida real con sus responsabilidades y sus límites nos parece decepcionante e injusta. Por eso, sin darnos cuenta apenas, asumimos una actitud de crédito permanente, que hace que el corazón se vuelva duro y envidioso hacia quien nos parece más favorecido. Justo en este punto entra en juego la diferencia que destaca a quien tiene un corazón bueno: la persona buena, que logra mantener en cualquier situación una buena opinión de la vida, es capaz de encontrar en cualquier circunstancia el bien que se pueden encontrar, sabe interpretar los dones, aunque sean pequeños, que trae cada día, sabe gozar del bien de los demás, sabe apreciar cualquier germen que ve nacer y apoya su crecimiento.

La confianza hacia la vida que tiene un corazón bueno hace que se multiplique el bien y que el mal permanezca delimitado, sin expandirse ni hacerse dominante. Permite entender las razones de los demás y asumir su punto de vista, y después trata de perdonar, o por lo menos nunca alimenta el rencor. El corazón bueno nos dispone de un modo fundamentalmente positivo ante cualquier persona o evento, y así nos predispone a ser, en la medida de lo posible, también felices.

Tener al lado a una persona buena es un don de altísimo valor porque no es difícil querer a las personas así. Por eso, si deseamos que nos quieran, tal vez lo mejor sea entrenar nuestro corazón para que sea bueno. El ser buenos también se entrena: día tras día, buscando con cuidado lo bello y el bien que de todas formas pasan a nuestro lado, predisponiendo la mirada hacia la parte positiva de los demás, aprendiendo a dejar pasar la molestia de los pequeños y grandes contratiempos sin permitir que nos arruinen la jornada. Y también cultivando nuestro sentido del humor, que nace de una mirada buena sobre la fragilidad y la extrañeza de lo humano: como confirman las neurociencias, una carcajada de corazón aporta a nuestro cuerpo y a nuestra psique muchos más beneficios que muchas medicinas.

41.
CATÓLICOS Y PSICOLOGÍA

ESTANDO DE VACACIONES EN un pueblecito, escucho la homilía dominical. Dice el sacerdote: si los cristianos tuvieran fe y pidieran ayuda al Señor, no les haría falta ir al psicólogo, para complicarse la vida y oír que los problemas dependen de lo que les ha pasado en su infancia.

Me siento interpelada: ¿eso significa que mis pacientes —muchos de los cuales son creyentes— podrían prescindir de mi ayuda, solo si su fe fuera más segura? ¿Para ellos sería suficiente buscar el consejo de un sacerdote? ¿Es que mi trabajo les complica inútilmente la vida y que se opone a la confianza en la intervención poderosa de Dios?

El conflicto entre la psicología y el mundo católico no es nada nuevo, y aunque la discusión ya no despierta especial interés, no está para nada resuelta. Cada una de las partes sigue respirando desconfianza, aunque habitualmente no lo expresa de un modo muy explícito o directo. Por lo demás, el mundo de los psicólogos no oculta su correspondiente desconfianza hacia el mundo católico, tal vez más clara. Si una persona creyente tiene algún problema psicológico no es en absoluto raro que se responsabilice de su neurosis a la formación religiosa, por ser portadora de reglas y tabúes que han distorsionado su desarrollo.

Me encuentro entre quienes consideran que la terapia psicológica no es principalmente una ciencia exacta, sino sobre todo un arte: un arte complejo y multiforme que se aprende con mucho estudio y mucha experiencia. Un arte que, cuanto más se conoce su práctica, tanto más invita a ser prudentes para generalizar, humildes al escuchar, dispuestos a aprender cosas nuevas: porque no existen dos personas iguales y para cada cosa quiere algo trata por descubrir.

La criatura humana siempre se forma y crece dentro de una historia, hecha de múltiples relaciones. Cada uno de nosotros se configura a partir del entrelazamiento complejo entre nuestras características innatas y nuestras relaciones. Pero el desarrollo es un recorrido accidentado, del que forman parte errores que sin duda también pueden estar relacionados con el modo en que somos educados en la familia o con el modo en que se nos ha introducido en la dimensión religiosa. Hay historias que incluyen distorsiones de desarrollos más o menos graves y que encienden modos de funcionar complicados que no son libres. La neurosis no es otra cosa que una falta grave de libertad: la persona neurótica se encuentra en cerrada en mecanismos repetitivos y disfuncionales que la determinan en sus decisiones en su comportamiento, no conoce el origen de lo que le pasa, y aunque se esfuerce le cuesta cambiar.

Aprender a interpretar la propia historia mediante el lenguaje de la psicología puede ser necesario, y no supone una falta de confianza en Dios ni un modo de crear complicaciones inútiles. Supone, en cambio, emprender el camino más adecuado para comprender y empezar a superar los automatismos que limitan nuestra libertad. Precisamente por esto creo que para un creyente es igual de peligroso encontrarse con un sacerdote que quiera hacer de psicólogo de forma inapropiada, que encontrarse con un psicólogo que crea en su ciencia como si fuera una fe. El primero corre el riesgo de infravalorar los problemas o de reforzar sin pretenderlo los mecanicismos. El segundo corre el riesgo de no respetar o de confundir el valor de la dimensión religiosa y espiritual del paciente, o de atribuirle todos los problemas.

Ningún área de conocimiento, tampoco la psicología, si se ejerce honestamente, tiene por qué dar miedo a un creyente. El análisis psicológico nos ayuda a comprender mejor muchos aspectos de nuestro mundo interior y a atesorarlos.

Al creyente le caracteriza la certeza confiada en que todo lo que le ocurre tiene siempre un sentido: su historia, en su desarrollo concreto, es por eso la ocasión que se le ofrece personalmente para emprender una vida. Precisamente ahí, en la concreción y en la historicidad de la vita de cada uno, es donde se encuentra el camino: un camino que es de verdad único y personal, que puede incluir, si es necesario, también un recorrido de ayuda.

42.
EL PODER DE LA ESCRITURA

EN LOS SERVICIOS DE NEUROPSIQUIATRÍA infantil se ha multiplicado exponencialmente la demanda de ayuda a niños en edad escolar con problemas de aprendizaje. No solo disléxicos, disgráficos y disortográficos, sino también muchos otros que muestran una gran dificultad para la expresión organizada del pensamiento, tanto escrito como oral. Casi siempre son niños con un nivel normal de inteligencia, pero muchas veces se les describe como inquietos, impulsivos y poco organizados en el juego. También al hablar con ellos se puede observar dificultad para expresar su pensamiento de forma ordenada; frecuentemente cuentan las cosas saltando esos pasos que harían que el interlocutor entienda. Su deseo de comunicar no está acompañado por la paciencia necesaria para la comunicación sea eficaz, y se percibe una pretensión inconsciente de que se les entienda de inmediato, con una intuición que les borre el esfuerzo de tener que explicarse. Es cierto que poner en palabras un pensamiento, una emoción, un sentimiento o una idea, no es cosa fácil o inmediata. Es necesario tener un vocabulario, una sintaxis, pero también capacidad para tolerar una lentitud de la comunicación que hoy parece especialmente desagradable.

Una de las experiencias que siempre han facilitado el desarrollo del pensamiento es el ejercicio inevitablemente lento de la escritura. Aprender a escribir es una habilidad muy refinada y compleja: el niño tiene que realizar secuencias motoras precisas para poder trazar las letras de un modo comprensible; tiene que usar la memoria de un modo preciso, rápido y sincronizado para asociar un sonido —«fonema»— a un signo —«grafema» —; tiene que desarrollar una coordinación suficiente entre el ojo y la mano, para que su escritura sea fluida. Para aprender a escribir es necesaria una gran atención y un entrenamiento notable. Hacen falta paciencia y constancia. Solo cuando el procedimiento se ha vuelto suficientemente automático, es posible usar la escritura para expresar pensamientos: un texto bien escrito requiere concentración sobre el contenido, porque lo referente a la forma ya sea un bagaje seguro.

Pero, una vez aprendida, la escritura es uno de los instrumentos más potentes a nuestra disposición para enriquecer y refinar la reflexión y el pensamiento. Favorece la capacidad de organizar las ideas, de establecer prioridades sobre lo que se quiere decir, y de encontrar las palabras más eficaces. Ayuda a contener el flujo caótico de las intuiciones, las emociones y las ideas, dando a todas ellas un orden para que el texto sea comprensible. La escritura se dirige siempre y en todo caso a un

144

interlocutor, incluso cuando una persona escribe solo para sí misma, como por ejemplo en la escritura de un diario. En este caso, se hace todavía más evidente su capacidad para favorecer la articulación del pensamiento, pero también manifiesta otra no menos importante: la de funcionar como un autorregulador eficaz del sistema emocional. Si una persona enfadada, excitada o confusa se pone a escribir de golpe, percibe cómo, a medida que vierte sus propias emociones libremente sobre el papel, estas se van haciendo progresivamente más tranquilas y claras: el mismo gesto de escribir —sobre todo cuando se usan papel y lápiz— funciona como «contenedor» y aporta una especie de canalización al flujo caótico de lo interior.

Se suele decir, con lenguaje psicológico, que «hecho» y «pensado» habitualmente se entorpecen y se contraponen. Sobre todo, en la adolescencia, los chicos suelen actuar impulsivamente en lugar de pensar, y sus actos son casi siempre comunicaciones que ignoran o pasan por alto la palabra y el pensamiento. La escritura, en cambio, es un acto que contiene y controla. Si se empieza, bajo la guía del adulto, a entrenarla y a descubrir su riqueza antes de la adolescencia, más adelante se puede revelar como una ayuda realmente valiosa a disposición de los jóvenes: un recurso inigualable para conocer y expresar su mundo interior, trabajando con las palabras y los pensamientos en torno al tema apasionante de su propia identidad.

43.
MATERNIDAD

PARA COMPRENDER A NUESTROS hijos, hemos de saber que los niños atribuyen a sus padres poderes, capacidades y también responsabilidades que en realidad no tienen. Me lo ha mostrado con claridad un pequeño incidente, ocurrido hace muchos años.

Cuando mi hijo Matteo tenía unos cuatro años, una tarde estaba encaramado en una silla concentrado en observarme mientras yo preparaba un puré de patata. De pronto sonó el teléfono; yo apagué el fuego y me alejé un momento, diciendo a mi hijo que no podía tocar nada en absoluto. Pero, al volver pocos segundos después, descubrí que Matteo, en un movimiento fulminante, había echado en la olla todo el bote de sal, logrando que fuera imposible comer la cena. En el momento en que, enfadada, le estaba regañando, Matteo solo me miraba, imperturbable, con sus grandes ojos oscuros sonrientes. Con una férrea lógica infantil, exclamó: «¡Es culpa tuya! ¡Tenías que saber que yo no tengo cerebro!».

La respuesta podría parecer extraña, pero desde entonces yo he entendido claramente cuál es la lógica definitiva de un niño a esa edad: mamá «sabe», y entre las cosas que sabe es imposible que no esté conocer bien la impulsividad de su hijo. Por este motivo, también tiene que prever, no fiarse, no dejarle solo ante la tremenda tentación de actuar por impulso. De lo contrario, la responsabilidad va a ser suya. Esta total confianza que tiene el niño en el poder bueno de la madre tiene su correspondencia en un punto crucial del ser de ella. A la madre le une al hijo, de una manera a veces inconsciente pero muy profunda, un deber primario, una raíz ultima de responsabilidad que no se puede eliminar: la de conseguir que el mal no le pueda tocar. Es una responsabilidad de la que no puede escapar, porque está arraigada en su misma condición de madre. Por eso le compete «saber» cómo proteger a su hijo: saberlo siempre, saberlo antes, saberlo contra cualquier lógica y contra toda razón. Por ello, cuando un hijo enferma gravemente, cuando nace con un daño que va a marcar su vida, cuando un hijo muere, en el ser de la madre tiene lugar una laceración difícil de reparar: su saber ha sido inútil, su vigilancia insuficiente y vana. Aunque la razón diga que proteger siempre y en todo caso al otro del dolor y de la muerte es un deber imposible, el fracaso provoca un dolor que no atiende a razones: contra toda evidencia, la madre siente que ha fallado en su misión fundamental, y no puede encontrar la paz.

El dolor de este fracaso no está relacionado con el sentido de culpa, es, más bien, el sufrimiento de una condición imposible: la de ser criaturas limitadas que no pueden proporcionar esa protección última, la única que responde a la confianza y al abandono total del hijo. «Tenías que saberlo» es lo que cada madre siente resonar en sí cuando la vida le ha hecho imposible proteger a su hijo del mal. Tal vez, también por esto las mujeres han tenido siempre una especial apertura a lo sobrenatural: traer un hijo al mundo es un gesto definitivo, que pretende el «para siempre». Una madre, para sus hijos, no puede pretender otra cosa que la eternidad, y no puede aceptar de ningún modo que se precipiten a la nada.

Por desgracia, la cultura actual nos está aplanando de forma dramática en la dimensión horizontal. Hablar de fe ya no despierta ningún interés. Hacerse preguntas sobre la existencia de «otra» dimensión parece algo no esencial, totalmente fuera de la vida real con sus dificultades y sus problemas, ambos múltiples y urgentes. Pero de este enfoque de la vida se desciende en una caída dramática de la esperanza, con un gran miedo al futuro, cerrado inexorablemente por la muerte. Tal vez también por esto ya no nacen niños: las mujeres, privadas de la posibilidad de la eternidad, ya no se pueden permitir convertirse en madres.

ESTE LIBRO, PUBLICADO POR
EDICIONES RIALP, S. A.,
MANUEL URIBE 13-15, 28033 MADRID,
SE TERMINÓ DE IMPRIMIR EN
ANZOS, S. L., FUENLABRADA (MADRID),
EL DÍA 8 DE JULIO DE 2024